U0197761

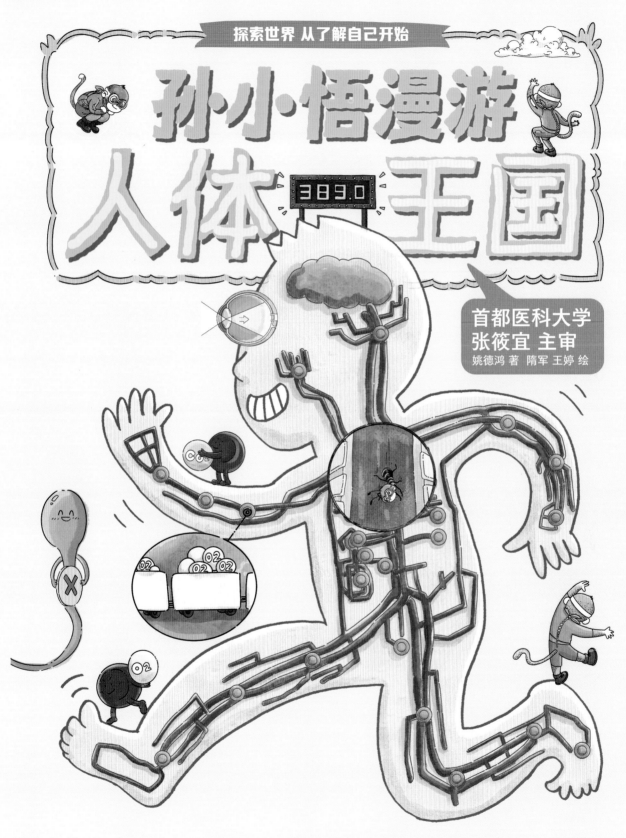

探索世界 从了解自己开始

孙小·悟漫游人体王国

3B9.0

首都医科大学
张筱宜 主审

姚德鸿 著 隋军 王婷 绘

电子工业出版社·

Publishing House of Electronics Industry

北京·BEIJING

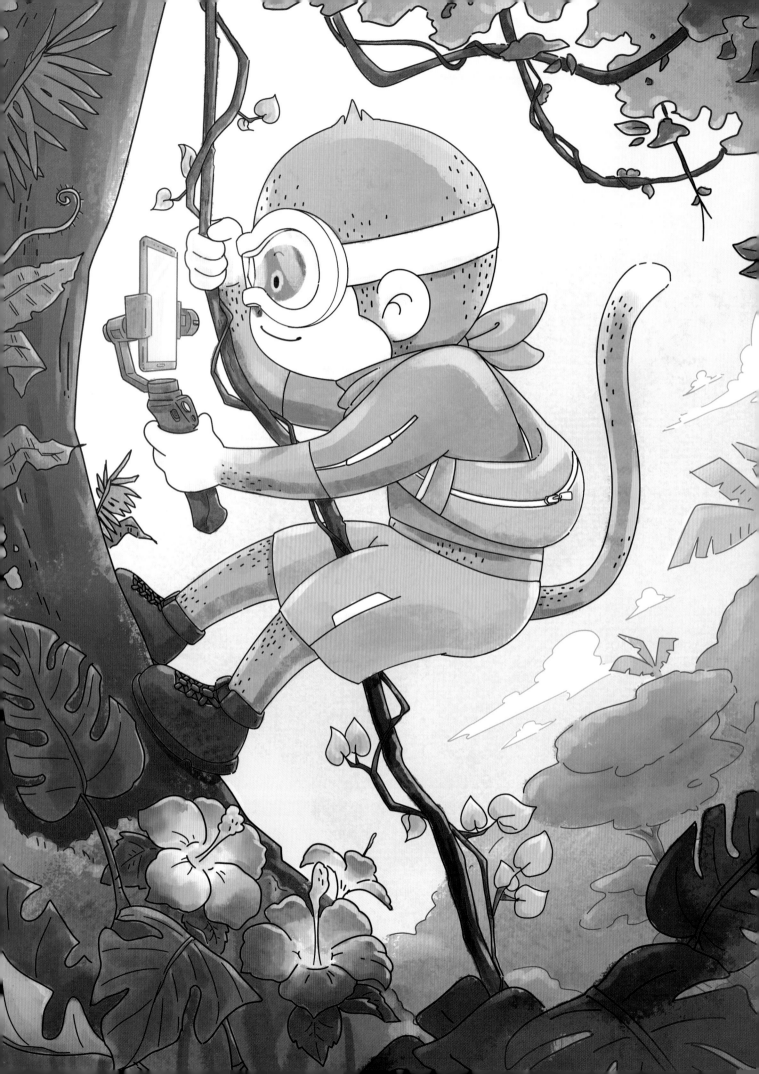

在这本书里，孙悟空的后辈弟子孙小悟带着现代化仪器漫游人体"王国"，观光和考察了人体的各个生理系统，弄清了人总共有多少块骨头，人体的肺是怎样进行气体交换的，为什么大脑是人体的"司令部"，肝脏有什么功能，吃到肚子里的食物到哪里去了，尿液是怎样形成的，女性为什么有月经……他还窥探了人体内鲜红的血液、涓涓的淋巴、具有魔力的内分泌腺以及许多超群绝伦的器官的秘密。

　　人体解剖生理知识也可以深入浅出、妙趣横生，现在就翻开书，跟随孙小悟一起去人体"王国"遨游吧。

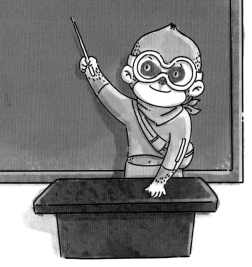

目录
CONTENTS

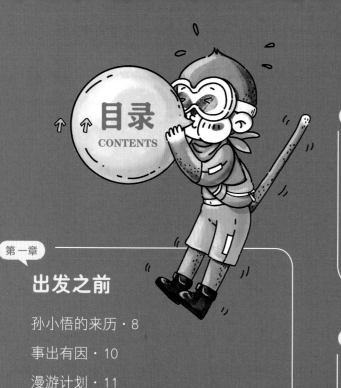

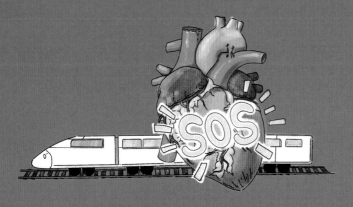

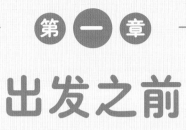

出发之前

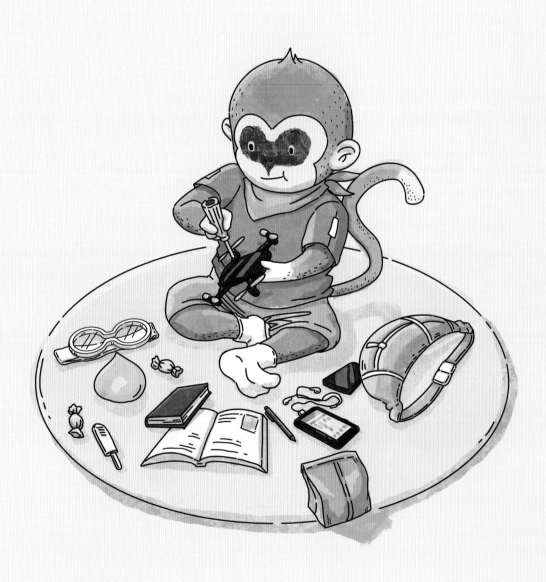

孙小悟的来历

"孙小悟"，你看到这个名字一定会感到奇怪，只听说过大名鼎鼎的孙悟空，哪儿又来个孙小悟呢？说来并不奇怪，孙悟空是孙小悟数不清哪一代前的祖师，当年悟空求仙于灵台方寸山，学会七十二般变化，能腾云驾雾，一个筋斗十万八千里，曾帮助唐僧去西天取经，立下功勋。这七十二般变化的秘咒代代相传，到小悟这辈弟子仍不失"齐天大圣"之能，照样云里来雨里去，随机应变。

出版社编辑部近些年来同唐僧、孙悟空、猪八戒、沙和尚的后辈弟子：唐小僧、孙小悟、猪小戒和沙小妹等小字辈都有来往，交情甚厚。为了普及现代医学科学知识，出版社决定请唐小僧师徒四人出马担任书中擒妖捉怪、为民除害、窥探奥秘、取医学新经的主要角色。俗话说，先锋开路，大军在后。编辑部决定请神通广大的孙小悟打头炮，率先漫游人体"王国"，以便侦察和摸清"王国"的实情。

说干就干，编辑部的季编辑立刻拨通了孙小悟的手机："你好！孙小悟，请到我们社来一下！"

"有任务？"

"对！想请你到一个神秘的'王国'去漫游一次。"

"什么'王国'？"

"你来了就知道啦！"

神秘的"王国"？多么新鲜！孙小悟心想，等待我的一定是一次很有意思的旅行。

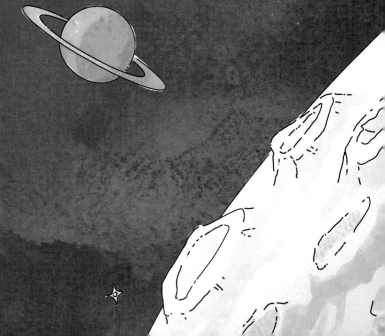

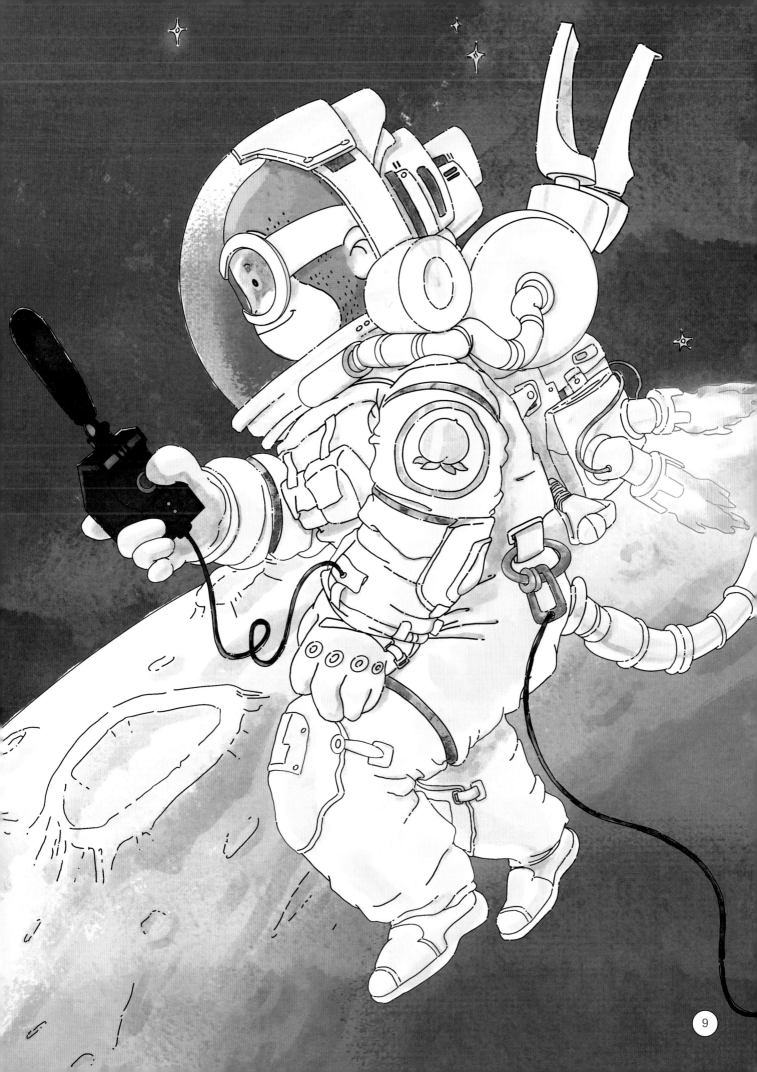

事出有因

出版社编辑部里的桌子上放着一大堆打印好的信件，季编辑让孙小悟先读一下；原来这些是全国各地的读者发给编辑部的邮件，每封信的字里行间都用充满求知与探索的口吻提了许多耐人寻味的问题，可多啦！

小悟赶紧在手机备忘录上摘录下一些：

人体的肺是怎样进行气体交换的？

血液里有什么秘密？

一个人总共有多少块骨头？

为什么说大脑是人体的"司令部"？

肝脏有什么功能？

吃到肚子里的食物到哪里去了？

尿液是怎样制造的？

妇女为什么有月经？

……

有一封读者来信干脆这样写道：

亲爱的编辑同志：

出版社多年来出版了许多生动活泼、脍炙人口和引人入胜的科普书籍，把我们带到汪洋浩瀚的宇宙、变幻莫测的大自然中去，读来真是爱不释手。为了丰富人们的科学知识，启发人们对科学的探求，你们煞费苦心地辛勤工作，值得我们尊敬与感谢。

作为主宰科学技术的人类，更想了解人体本身的秘密，例如鲜红的血液、涓涓的淋巴、具有魔力的内分泌腺、敏锐的眼睛和耳朵，还有许多超群绝伦的器官、惟妙惟肖的结构……多么希望有人把我们带到人体"王国"里去漫游。希望你们早日有这方面的书籍问世。

此致

敬礼

读者 问新 上

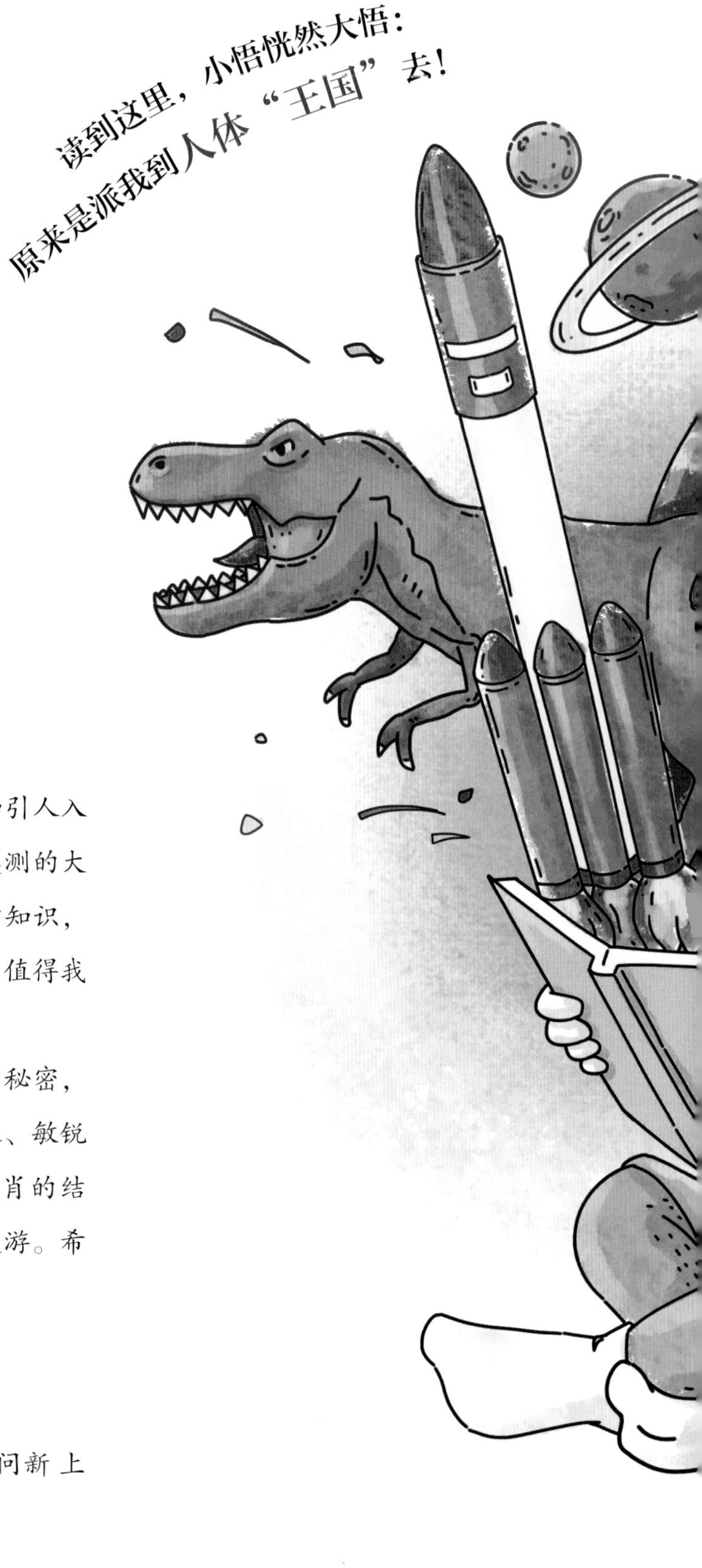

读到这里，小悟恍然大悟：原来是派我到人体"王国"去！

漫游计划

　　偌大的人体"王国"怎样漫游呢？季编辑从书柜里取出一份资料递给小悟，说：

　　"请你看看这份计划，我们的想法上面都有了。"

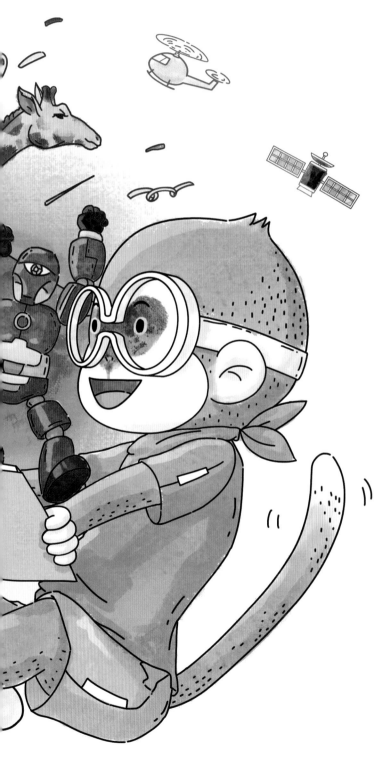

　　小悟打开一看，第一页是一张人体"王国"的导航图，上面标着主要的"建筑设施""名胜古迹""交通要道""边防哨所"等。

　　第二页上具体排列着重点游览项目和各项参考资料。

　　第三页是漫游要求：

　　1. 了解"王国"的重要设施的构成和作用；

　　2. 揭示"王国"的某些秘密；

　　3. 收集值得介绍的有关"王国"内幕的资料；

　　4. 漫游任务完成后写漫游报告。

　　最后一页上把漫游日程定为五天。

　　"小悟，你看怎么样？"季编辑用商量的口气问孙小悟。

　　"很好！这份计划够全面了！"小悟高兴地回答。

　　季编辑说："不过，人体'王国'并不好客，它一贯奉行'闭关自守'的政策，对你这样一个'不速之客'的光临未必欢迎，因此，最好尽量少惊动它，免得惹是生非。"

　　"好的！我将采用我的老祖宗孙悟空当年钻入铁扇公主肚皮里去的办法，神不知鬼不觉地去闯一下。"

　　"漫游行动的具体细节，由你自己决定与安排。"季编辑又嘱咐一句。

　　回家路上，小悟想到编辑嘱咐自己漫游时不要惊动人体，不禁哑然失笑。想当初，小悟的祖先孙悟空是惊天动地"大闹天宫"，今天孙小悟却要来个默默无声地"暗游王国"，真是有趣的巧合，也是绝妙的对照。

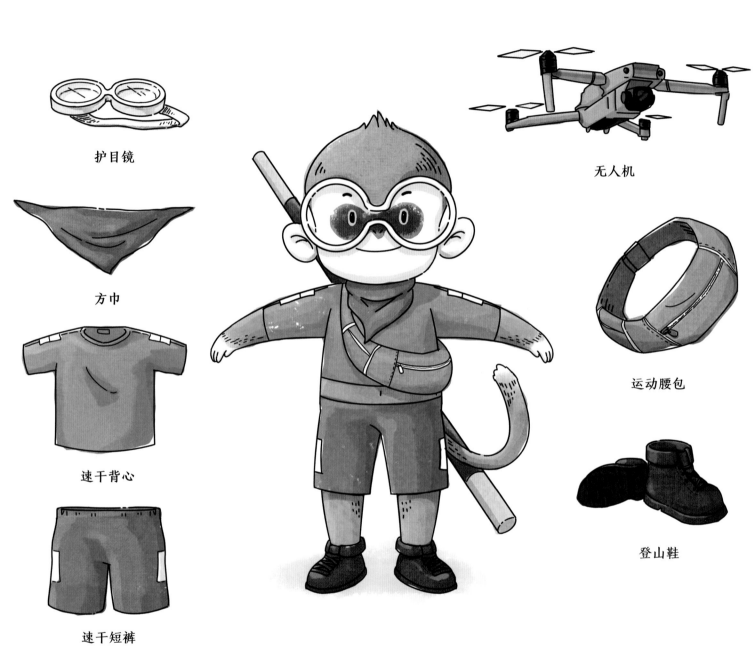

护目镜

方巾

速干背心

速干短裤

无人机

运动腰包

登山鞋

登山包

换洗衣物　　　　　充电器　充电宝　智能手机

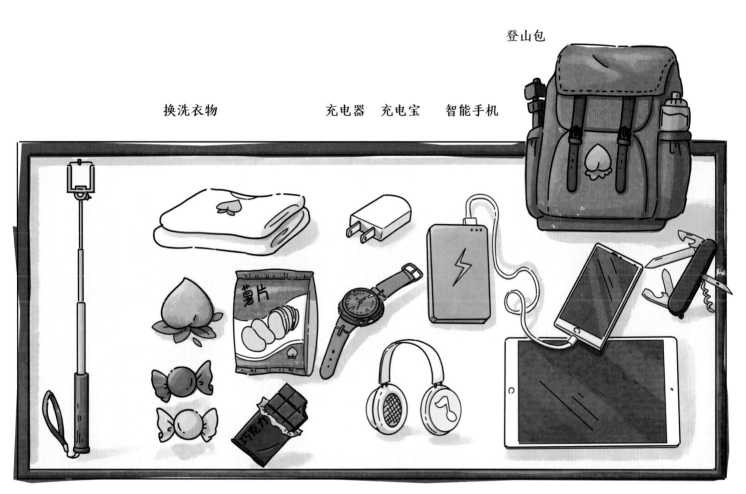

多功能登山杖　　　　食品　　　　　手表　耳机　　　　　平板电脑　　多功能刀

第二章

从呼吸道"入境"

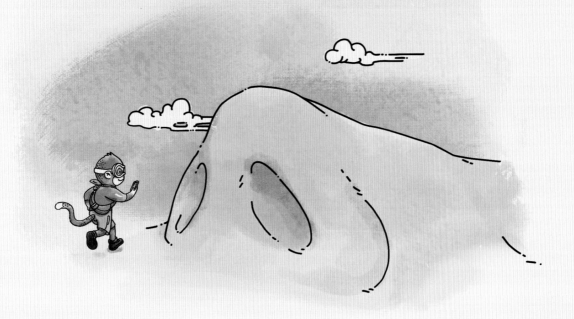

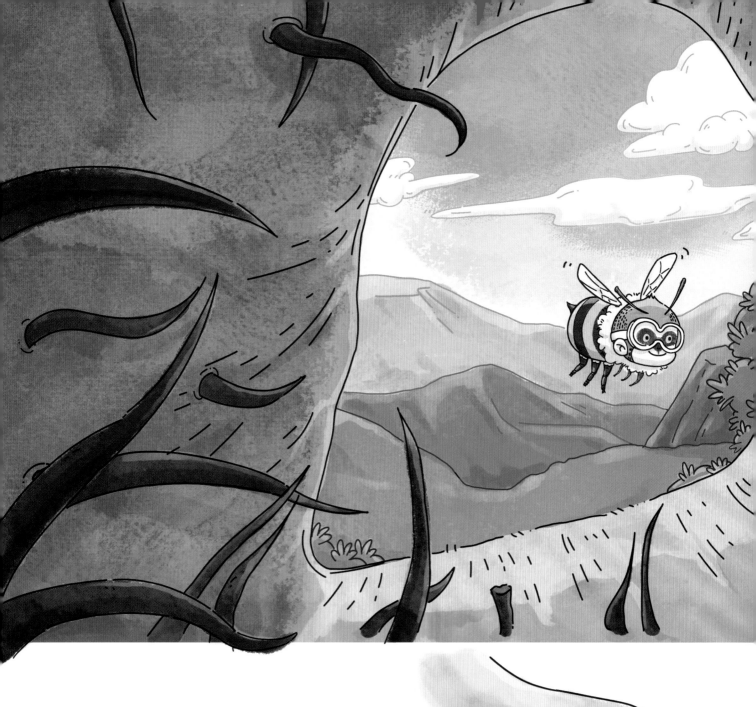

鼻子里的"丛林"

    孙小悟选择的"入境"道路是人体"王国"的呼吸道，它的入口就是鼻子。

    从两个鼻孔往里看，里面幽深莫测，用什么办法进去呢？

    先祖孙悟空一贯喜欢变作蟭蟟虫飞到别人的肚子里。可是，蟭蟟虫是什么模样，孙小悟一无所知，还是变只微小的蜜蜂吧！

    孙小悟口念咒语，嗖地一下变成了一只小蜜蜂，朝人体"王国"一侧的鼻孔直飞而去。

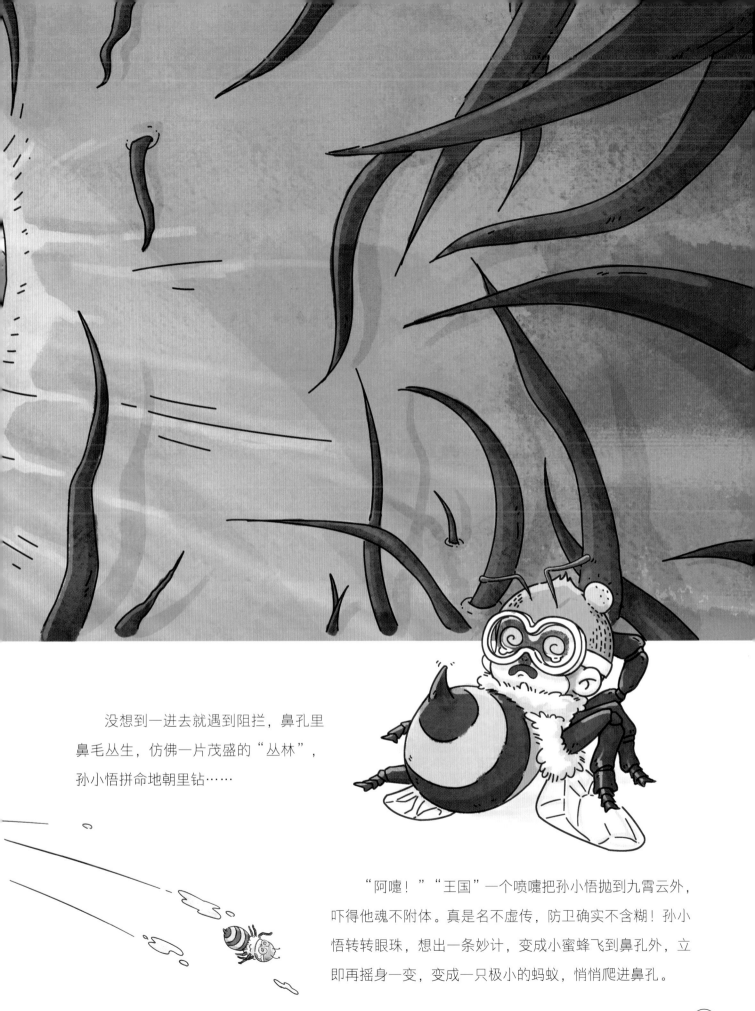

没想到一进去就遇到阻拦，鼻孔里鼻毛丛生，仿佛一片茂盛的"丛林"，孙小悟拼命地朝里钻……

"阿嚏！""王国"一个喷嚏把孙小悟抛到九霄云外，吓得他魂不附体。真是名不虚传，防卫确实不含糊！孙小悟转转眼珠，想出一条妙计，变成小蜜蜂飞到鼻孔外，立即再摇身一变，变成一只极小的蚂蚁，悄悄爬进鼻孔。

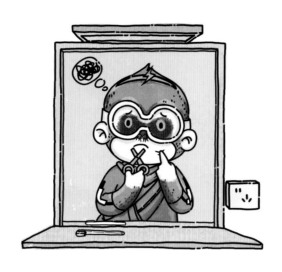

鼻毛的作用

无数的鼻毛随着呼吸动作不断晃动，它们阻挡着一切"入侵之敌"。孙小悟看到许多空气中的灰尘、异物被阻挡在"丛林"中。经过这样的处理，进入"王国"的空气就清洁多了。此外，鼻毛还可以温暖湿润呼吸进体内的冷空气，避免冷空气直接刺激咽喉部。

小悟挪动着又碎又轻的步伐，在"丛林"里慢慢穿越，生怕再惊动"王国"。越过"丛林"，眼前是一个路口，路口竖着一块路牌，一面写着"气管"，另一面写着"食管"，小悟知道来到了咽喉部。既然漫游的第一站是"王国"的呼吸道，他便毫不迟疑地朝气管走去。

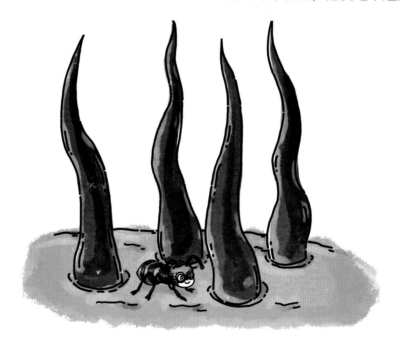

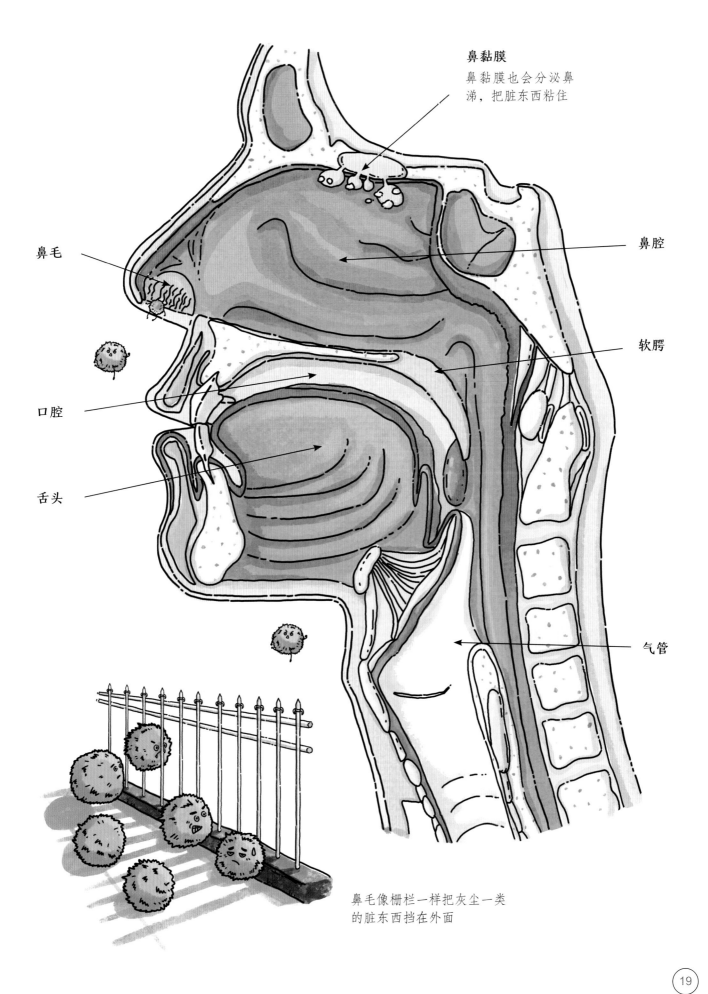

鼻黏膜
鼻黏膜也会分泌鼻涕，把脏东西粘住

鼻腔

鼻毛

软腭

口腔

舌头

气管

鼻毛像栅栏一样把灰尘一类的脏东西挡在外面

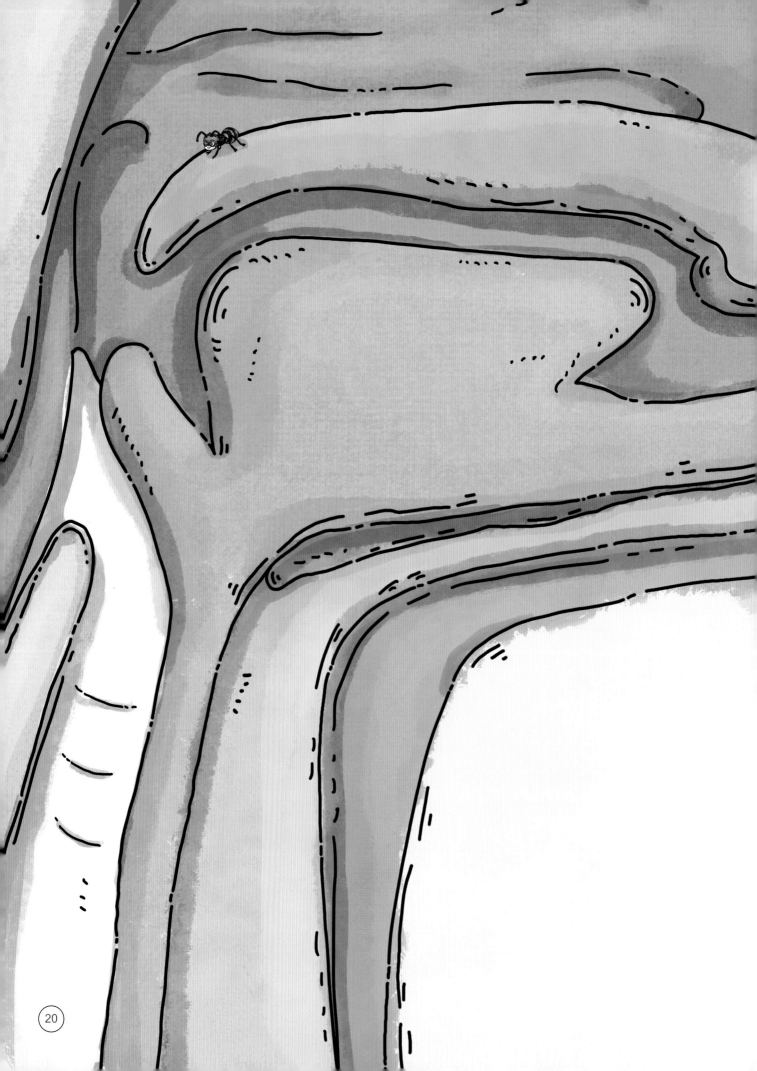

会发出声音的喉部

喉咙，气管的入口，它上连口鼻，下通肺胃，不仅是空气进出的必经之路，更微妙的是，它还会发出声音呢。

小悟变成的小蚂蚁，一步步地爬进喉部。

说来也奇怪，在喉部的进口处有一块舌头样子的软骨，它一会儿盖着喉头的开口，一会儿又张得开开的，让气体进出气管。这是一块什么软骨呢？小悟回忆了一下刚刚查过的资料，上边有这么一段说明：

"喉由软骨组成，盖住喉头入口的叫会厌软骨，吞咽食物时，它盖住喉头，使食物不会落入气管，而只能进入食管。"

对，这块就是会厌软骨！这块软骨真像"警察"在指挥交通，指挥着进入人体的空气及吃进体内食物的正常运行。如果在吃食物时讲话，会厌软骨就既要盖着喉头开口，又要让气体通过喉头，两头顾不上，那么食物就容易落入气管而引起呛咳。

正当小悟考察喉头这个软骨搭成的"屋子"的结构时，人体忽然说起话来。只听得一阵阵轰响，在喉头里听讲话，声音好大啊！趁此机会，小悟仔细地观察起人体"王国"讲话的秘密来。

声音到底是从何而来的呢？有了，只见喉头的中央长有两根狭长带子样的结构，上边标着"声带"两个字。发音时，喉部神经发出"命令"，喉头肌肉开始工作，使这两根声带有规律地振动，再加上鼻腔、口腔、鼻旁窦等空腔器官的共鸣作用和呼吸动作的强弱深浅，抑扬顿挫的声音便形成了。

会厌软骨的作用

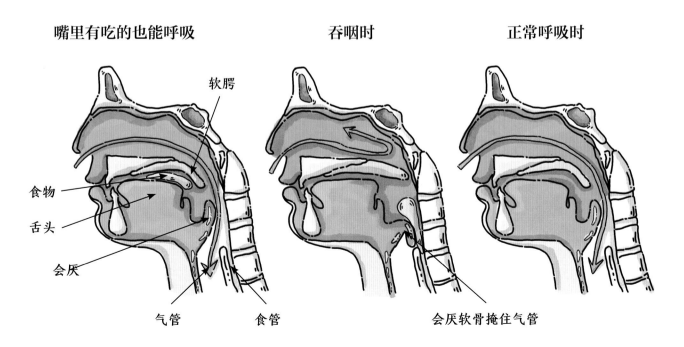

| 嘴里有吃的也能呼吸 | 吞咽时 | 正常呼吸时 |

软腭

食物

舌头

会厌

气管　　食管

会厌软骨掩住气管

为了庆贺自己这一重大发现，小悟立即拨通了季编辑的手机："我发现了发音的奥秘。"小悟抑制不住内心的激动，脱口而出。

"恭喜你，小悟，真是旗开得胜。"季编辑的声音从耳机传来依然如此地亲切，"不过，请你再调查一下，为什么大人与小孩、男子与女人的声音不同。"季编辑随口又给小悟出了个难题。

小悟心想，既然发音的关键部位在声带，那么这个问题的答案也许就在声带上。他仔细地量了一下声带，发现成年男子"王国"的声带长达 20 ~ 25 毫米，而且宽而厚，它与音调高低有什么关系呢？正当小悟百思不解时，听见一个幼小的红细胞在与声带交谈：

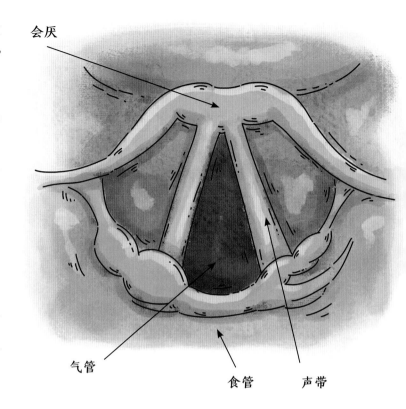

会厌

气管

食管　声带

声带的位置和结构

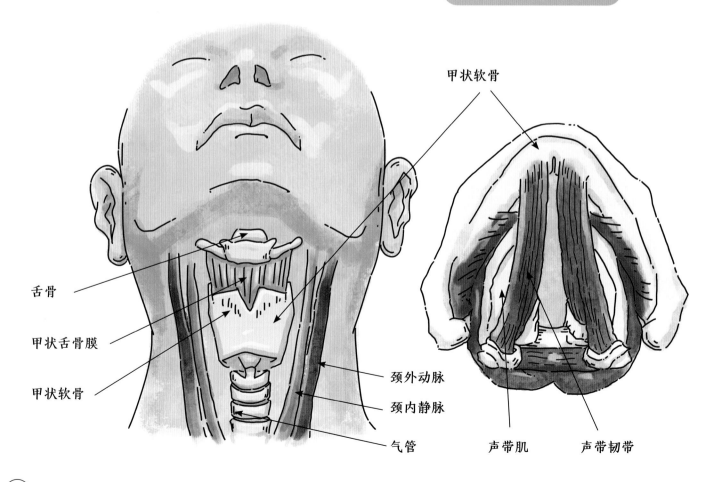

甲状软骨

舌骨

甲状舌骨膜

甲状软骨

颈外动脉

颈内静脉

气管

声带肌　　声带韧带

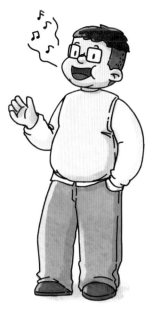

男子声带长 20 ～ 25 毫米，
而且宽而厚

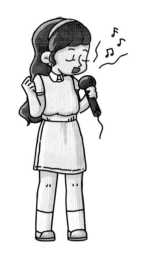

女子声带长 15 ～ 20 毫米，
窄而薄

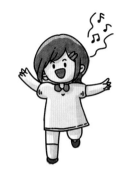

孩子声带长 6 ～ 8 毫米，
狭而薄

低音区　　　　　　　　　中音区　　　　　　　　　高音区

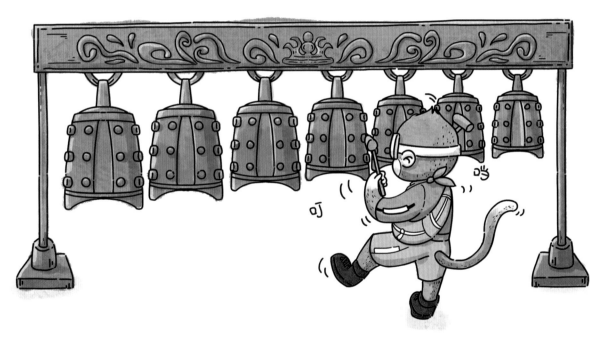

　　"声带叔叔，您这个模样能发出男子的声音，那女子与孩子声带又是什么样的呢？"红细胞娇嫩的声音听来十分可爱。

　　"成年女性声带长 15 ～ 20 毫米，窄而薄，发出的声音很尖、很高；孩子声带长度不超过 6 ～ 8 毫米，狭而薄，男孩女孩都一样，所以童声听起来是一个模样。"一个男中音回答道。

　　对了！这就是秘密所在。**声带就像编钟一样，大的编钟发出的声音低沉，小的编钟发出的声音清亮。**

　　小悟赶紧把他们这段精辟的谈话记录下来，回去好向季编辑交代。

空气流通的气管

离开喉部，进入气管。

气管是人体"王国"性命攸关的通气道，空气十分流通，一股股气流冲进冲出，仿佛永不停息地刮着时而是顺风、时而是逆风的"十二级台风"，使孙小悟的化身——小蚂蚁步履维艰。

孙小悟顺着"路牌"箭头指向，慢慢地爬进气管。这里的"建筑"确实别致，一环环软骨加上一些肌肉组织，构成气管特有的管壁。

这些软骨环是 C 字形的，缺口向后，各软骨环以韧带连接起来，环后方缺口处由平滑肌和致密结缔组织连接，就像坚固的墙壁一样，使它显得既有弹性又很挺立，保证空气的自由畅通。

以环状软骨下缘为界，分为上、下呼吸道。上呼吸道包括鼻、咽、喉，下呼吸道则包括气管、各级支气管和肺。

孙小悟数了数，总共有 16 ～ 20 节软骨环。他拿出随身携带的工具测量了一下，气管长 12 厘米左右，直径 13 ～ 16 毫米，气体进进出出已绰绰有余。

最有趣的是，气管的内壁上面长着几层细胞，每一个细胞都像一根小柱子似的，细胞上还长有许多极细极细、只有用显微镜才能看清楚的纤毛。

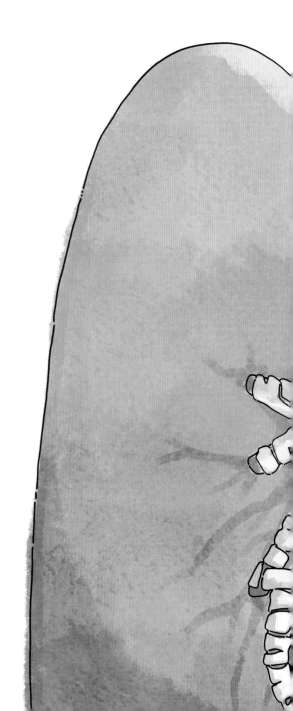

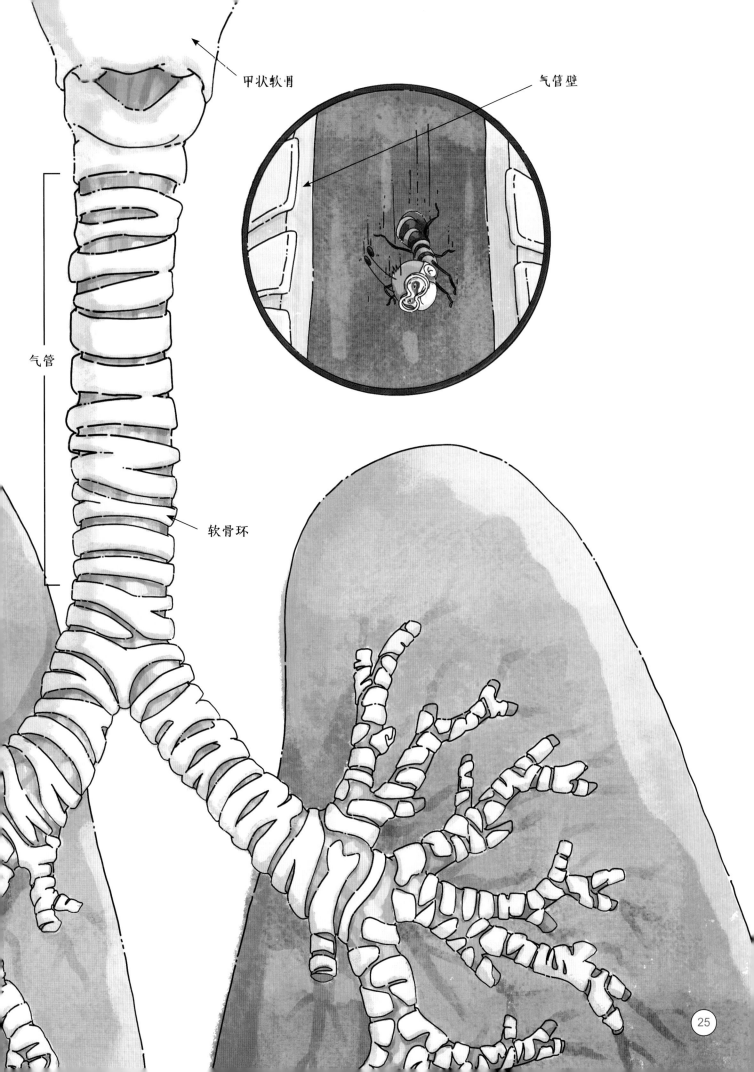

甲状软骨

气管壁

气管

软骨环

25

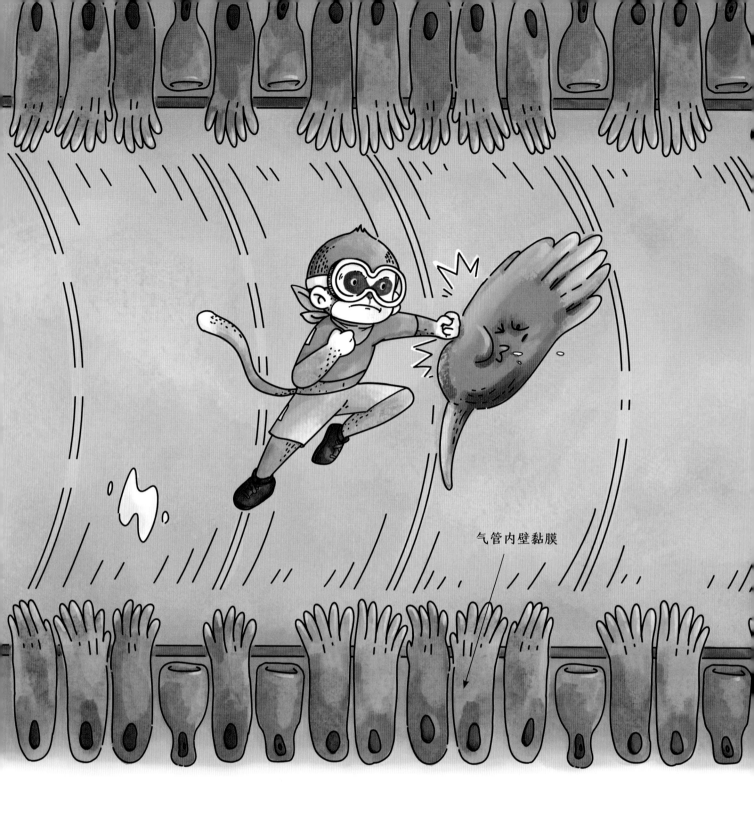

气管内壁黏膜

孙小悟粗略地数了数，一个细胞就生有上百根纤毛，这些纤毛"漫山遍野"地布满在整个气管内壁。尽管如此微小，也逃不过孙小悟的火眼金睛，他一眼就看到它们在有规则地微微运动，就好像划船时使用的船桨，同时朝一个方向摆动。

孙小悟感到奇怪，便凑近一个细胞，轻轻地问："你们这是在干什么呀？"

没想到，细胞却凶巴巴地冲他大喊道："你是哪里来的邪种！快给我出去！"

"哟！干吗这样凶啊？"孙小悟撇了撇嘴，有些不满。

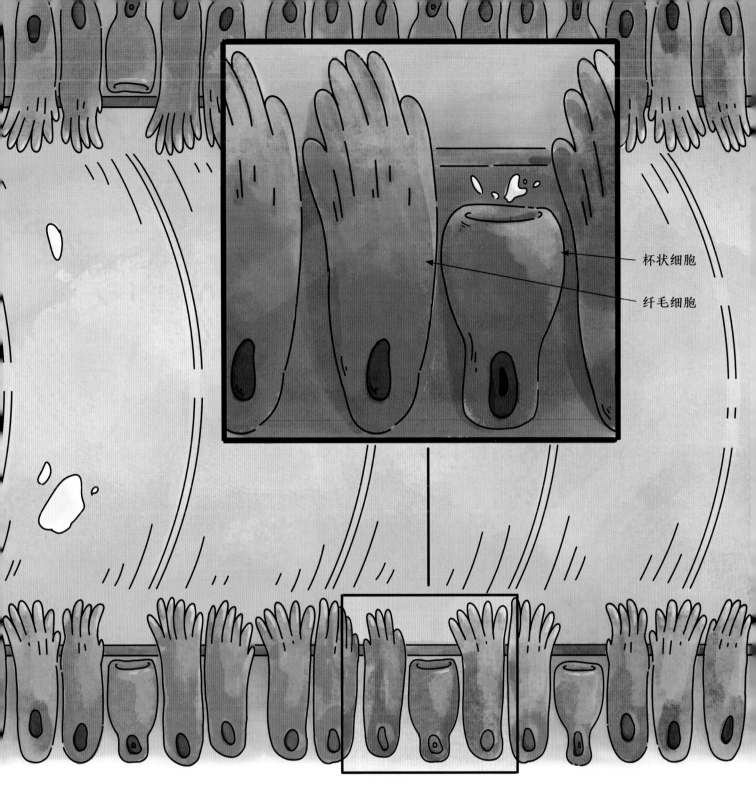

杯状细胞

纤毛细胞

"告诉你，赶快出去，要不然，我可对你不客气啦！"

细胞如此蛮横无理，这让孙小悟实在不能容忍。想当年先祖孙悟空在戒备森严的天宫中还大闹过一场，我孙小悟今天还怕一个小小的细胞不成？

愤怒之下，小悟忘了季编辑叫他不要惊动"王国"的嘱咐，干脆现出原形，拳打脚踢地朝气管内壁打去。也许是因为他一下子变大身体，也许是因为他不听劝阻，总之，孙小悟的举动刺激了这群细胞和纤毛，随即招来"王国"的一阵强烈咳嗽。

此时，隐藏在气管内壁上的一种会分泌黏液的杯状细胞分泌出大量黏液，把孙小悟团团围住。一堆纤毛也齐声喊着："一、二、三，一、二、三……"齐心协力地把这个被黏液包围的身体向气管外推去。

几阵咳嗽让孙小悟无法站稳脚跟，很快便被咳到喉咙口。好在他善于随机应变，赶快变成一个气管内壁细胞，与它们挤在一起蒙混过

关，才避免了这场灾难。这个事件让孙小悟明白了，原来气管是采用这样的办法清除误入气管内的灰尘、异物和细菌的。

小悟乔装成细胞，小心翼翼地爬向气管深处，这次他再也不敢去刺激那些不讲"情面"的气管内壁细胞了。突然，气管里烟雾弥漫，令人窒息，孙小悟闻到一股刺鼻的尼古丁味，他掩面喊道："这是怎么回事？"

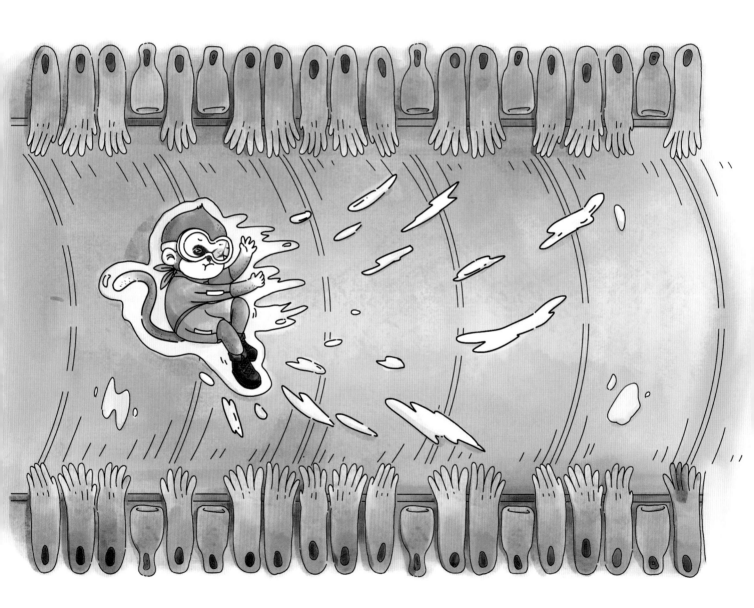

"傻瓜！我们是烟叶，我们可是被人体'王国'请进来的。"

烟叶中一个调皮的尼古丁分子朝小悟挤眉弄眼。

"聪明的人类也会做傻事.把我们吸进来，有什么好处呢？反而给健康带来危害……"

孙小悟早就知道吸烟的害处，因此不去听它唠叨。他冒着呛人的浓烟，继续前进。

吸烟的危害

吸烟有危害，不仅危害人体健康，还会对环境产生不良的影响。不吸烟的人，每天都能吸入大量的新鲜空气；而经常吸烟的人，却享受不到大自然的恩惠，吸入的不是新鲜空气，而是被烟雾污染的有毒气体。

许多研究认为，吸烟是肺癌的重要致病因素之一，是慢性支气管炎、肺气肿和慢性气道阻塞的主要诱因之一，还是许多心、脑血管疾病的主要危险因素。

妇女在妊娠期吸烟，还会增加胎儿出生前后的死亡率和先天性心脏病的发生率。

此外，被动吸烟者所吸入的有害物质浓度并不比吸烟者低。数十年来，上万个科学研究证明二手烟暴露对人群健康危害严重，会导致癌症、心血管疾病和呼吸系统疾病等。

而且，废弃烟头还会对环境产生危害，没有掐灭的烟头还会成为森林火灾的罪魁祸首……

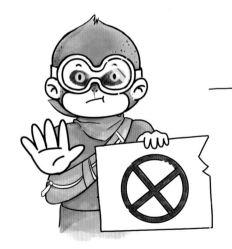

小朋友可不能吸烟呀！

擅长气体交换的"小工场"

烟雾消退后，孙小悟发现自己已走到气管的尽头，来到一个三岔路口。两条岔道前竖着一块"路牌"，清楚地标着前往左肺及右肺的路程。打开资料一对照，两条岔道，左边的叫左支气管，右边的叫右支气管，都是通向肺部的。

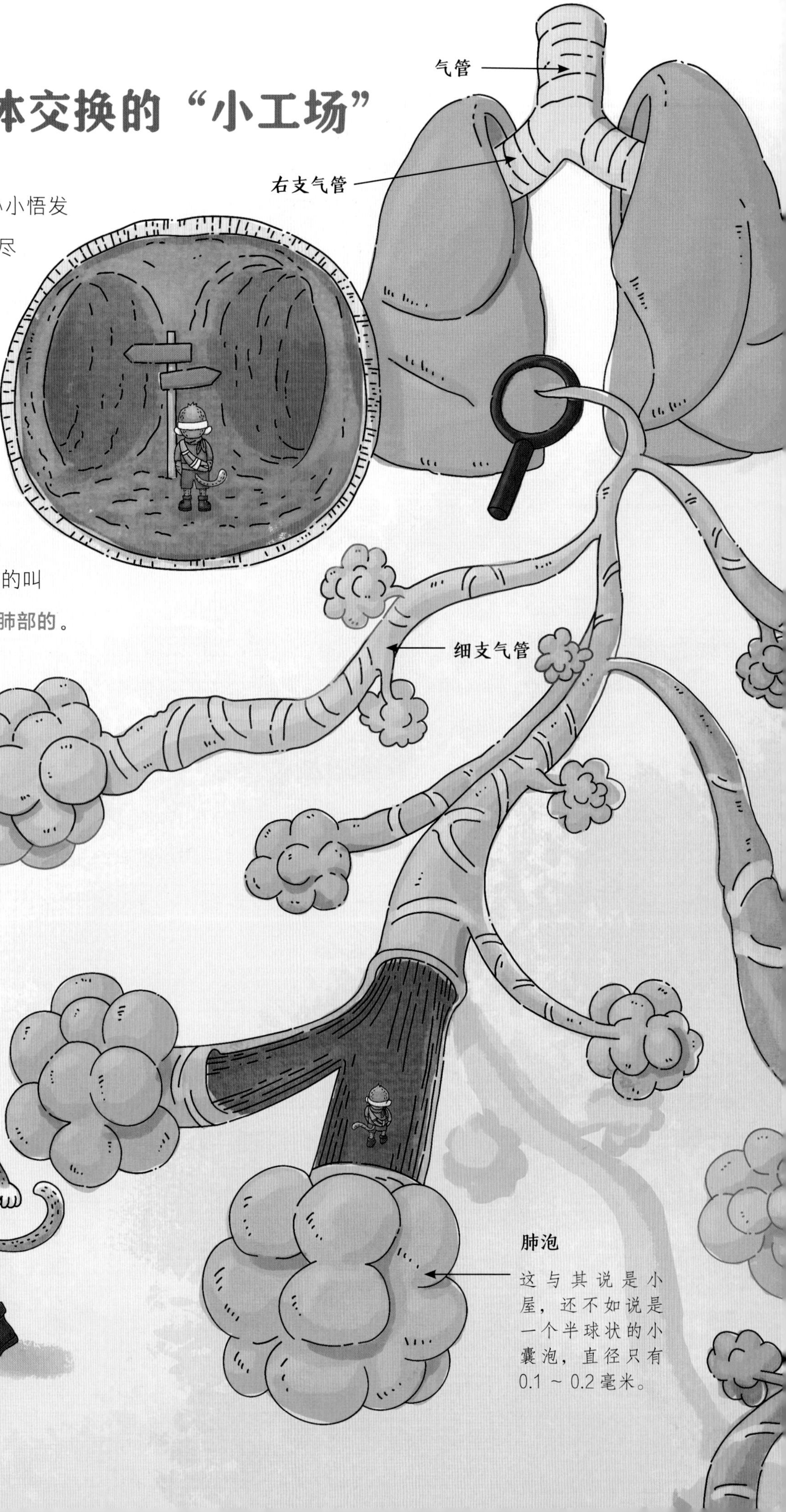

气管

右支气管

细支气管

肺泡

这与其说是小屋，还不如说是一个半球状的小囊泡，直径只有0.1～0.2毫米。

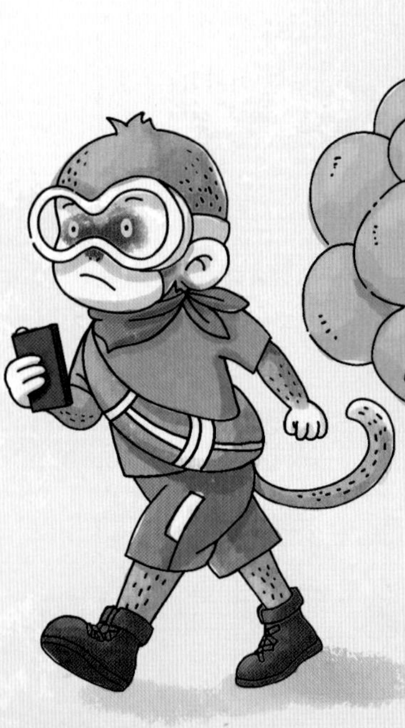

"路牌"上标着到右肺的路程短，反正到左肺或右肺都一样，那就去近的吧。孙小悟这样想着，便进入了右支气管。这里的管道与气管几乎没什么两样，唯独管腔的口径慢慢变窄。

这大约3厘米的右支气管很快就走完了，知道自己已进入肺的"内部"，小悟暗自寻思，决定先漫游肺的"内部"，再去瞻仰它的外观。有个词叫曲径通幽，此时用来描述肺内部的细支气管，再恰当不过了。

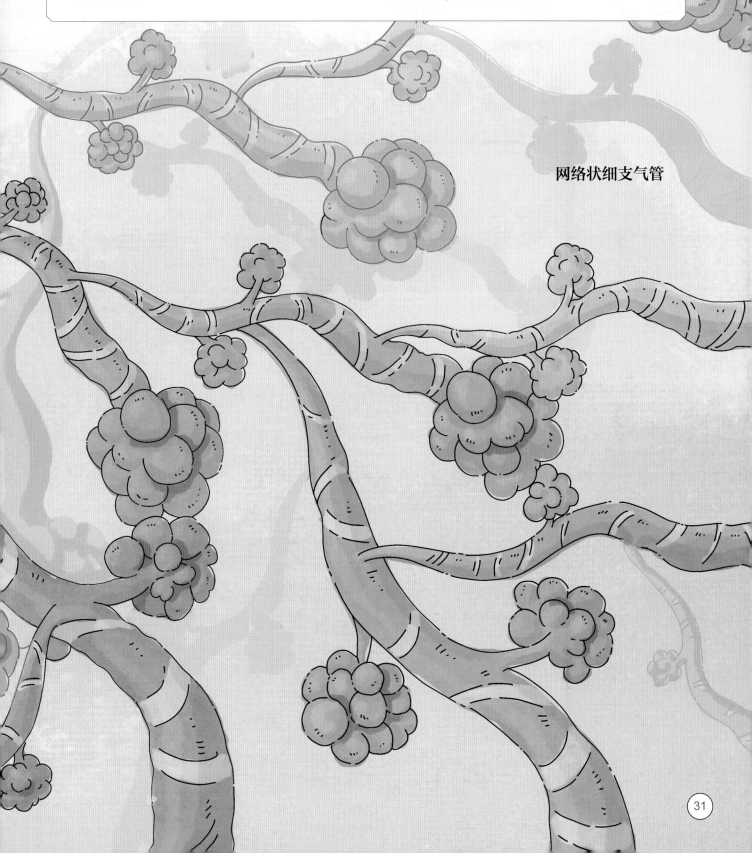

网络状细支气管

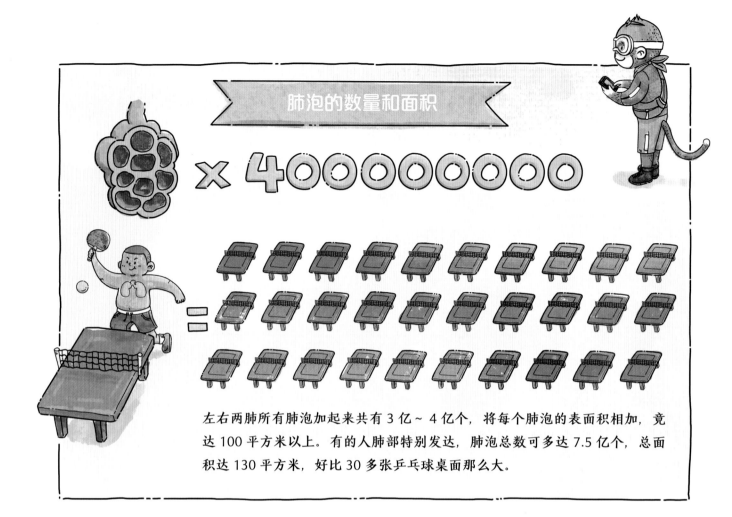

肺泡的数量和面积

x 400000000

左右两肺所有肺泡加起来共有 3 亿～4 亿个，将每个肺泡的表面积相加，竟达 100 平方米以上。有的人肺部特别发达，肺泡总数可多达 7.5 亿个，总面积达 130 平方米，好比 30 多张乒乓球桌面那么大。

从支气管的终点开始，愈深入肺的内部，沿途管道分支也愈多，而且愈分愈细。小悟沿着一根细支气管走去，管内弯弯曲曲，前面究竟是怎样的呢？终于到了！走完最后一段直径约 0.45 毫米的细支气管狭道后，来到一个幽静的小屋，人们管它叫肺泡。**肺脏是"王国"气体交换的场所，每个肺泡就是一座气体交换的"小工场"。**

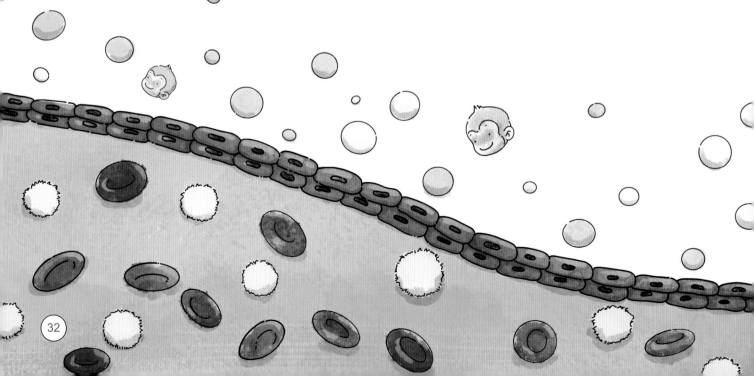

肺泡的结构十分简单，肺泡里没有任何"设备"，周围只有一层很薄的囊壁，薄到能看到包绕在肺泡外面、极细极细的血管。这种血管的管壁也很薄很薄，连血管里活蹦乱跳的红细胞、白细胞也能看得一清二楚。小悟测量了一下肺泡内的气体与肺泡外血管里血液的距离，

尽管它们有两层薄膜相隔，也仅是 0.2 ～ 0.4 微米，气体很容易穿越这微乎其微的距离。

这时，一股新鲜空气正好吸入肺里，空气中的氧、氮、二氧化碳等气体分子在吸气这股冲力的驱动下，一股脑儿地涌入肺泡，肺泡里顿时热闹非凡。

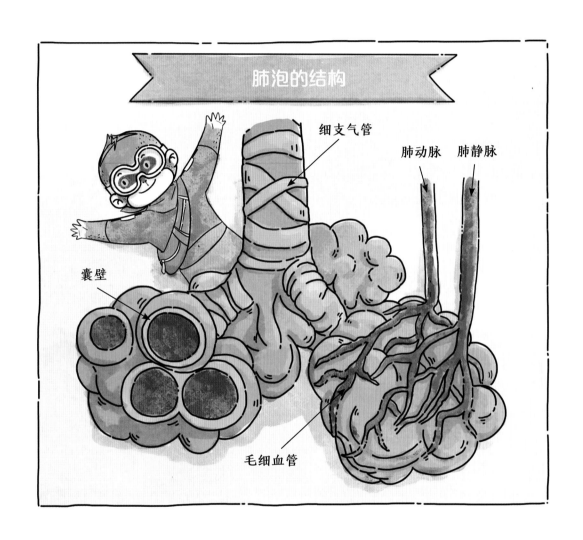

肺泡的结构

细支气管

肺动脉　肺静脉

囊壁

毛细血管

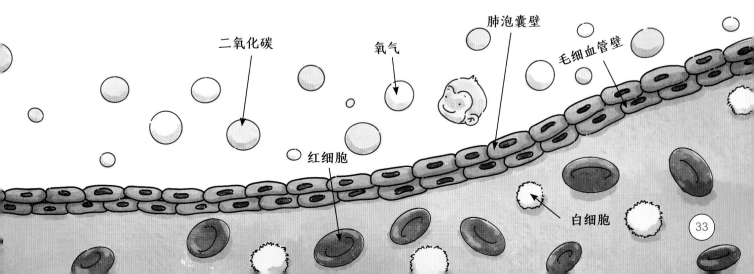

二氧化碳

氧气

肺泡囊壁

毛细血管壁

红细胞

白细胞

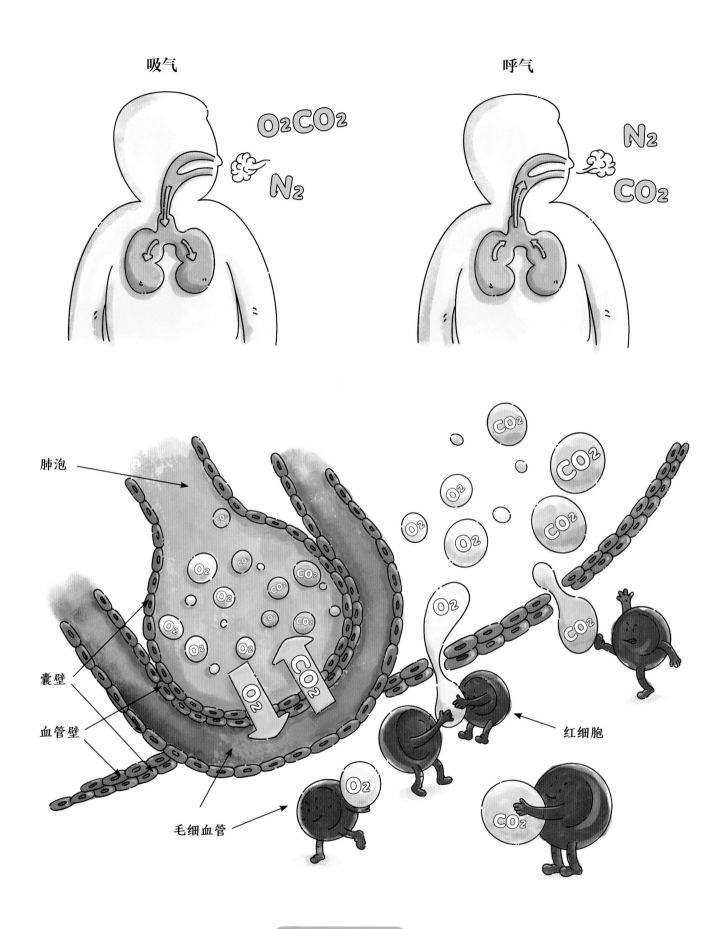

气体交换原理

氧气凭借着呼吸动作和大气压力撞向肺泡的薄壁，再穿过肺泡外细小血管的管壁进到血液。刚一进去，只见一群红细胞扑上前来，和它们拥抱，然后扬长而去。

说来也奇怪，同时又有许多红细胞在肺泡旁边抛下不少原先背在身上的少量二氧化碳气体。它们也像氧气一样，如入无人之境，跑回肺泡里来。

肺泡里被二氧化碳气体充满了。瞬间，"嗖"的一声，大量二氧化碳气体和刚才吸进的氮气等气体通过细支气管、支气管、气管，一路顺畅地向外涌去。

"哦！原来气体是这样交换的！"孙小悟喃喃自语道。

走在最后面的氮气分子回过头，嬉皮笑脸地接过小悟的话："是呀！进行气体交换只是氧气和二氧化碳的事，我和另外一些稀有气体小兄弟不过是兜游一圈，既是欢送氧气又是迎接二氧化碳。现在任务完成了，再见！"

氮气的几句话虽然挺俏皮，但十分重要，它精练地概括了肺泡的功能。小悟用不久前学会的 O_2 代表氧气、CO_2 表示二氧化碳的化学符号在笔记本上记下了关键的一笔：

肺泡功能：$O_2 \rightarrow CO_2$

小悟心想：虽然这样写了，但血液中的红细胞在气体交换中扮演什么角色还是个谜，等漫游血液时，一定得揭穿它的秘密！

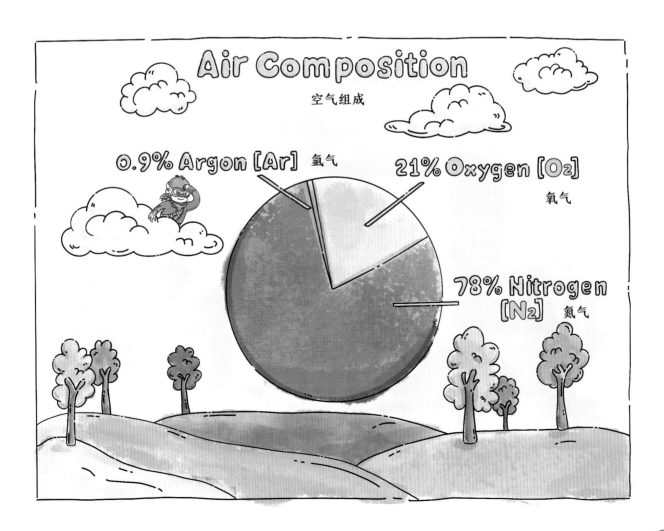

具有独特风格的胸腔

参观肺泡后，孙小悟决定出去瞻仰两肺的雄姿。

为了便于穿越肺脏，小悟将化身大为缩小，这样无论到哪里，都能畅通无阻。他穿过无数细支气管和肺泡，最后撞破紧贴肺的胸膜，进入胸腔。

人们常说，中国的万里长城、埃及的金字塔是古代宏伟的建筑，其实，人体"王国"里的两肺也蔚为壮观。它们雄伟壮丽，满满地占据着两侧胸腔。**左肺分上下两叶，右肺分上中下三叶。**小悟在广阔的胸腔里上上下下、前前后后、左左右右忙碌了好一阵子，对两肺的重量、形状、气体交换的情况做了一番详细的测量与计算，然后写下一张备忘卡。

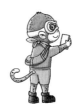

备忘卡

建筑设施名称	肺脏	坐落位置	"王国"的胸腔	颜色	暗红
形状	半圆锥形	**总重量**	1000 ~ 1500 克	**用途**	气体交换
工作特征	潮气量 0.4 ~ 0.5 升 （平静时每次呼吸的进出气体量）				
	肺活量 2.5 ~ 3.5 升 （最大深吸气后做深呼气所呼出的最大气体）				
	每分钟通气量 6 ~ 8 升（劳动时增到数十升） （每分钟肺内进出的气体量）				

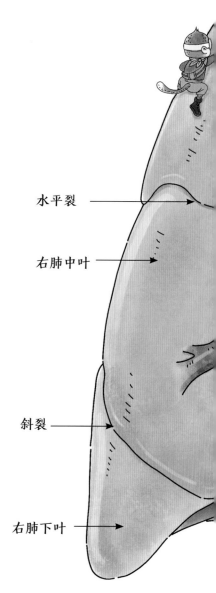

右肺上叶 ————

水平裂 ————

右肺中叶 ————

斜裂 ————

右肺下叶 ————

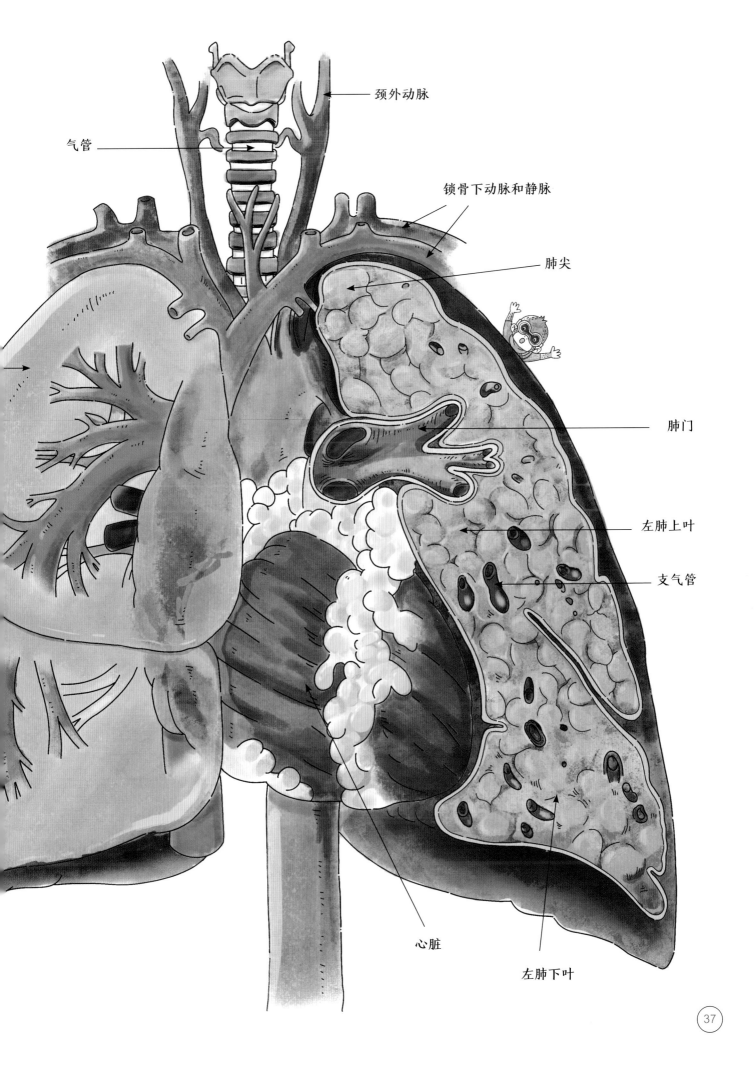

颈外动脉

气管

锁骨下动脉和静脉

肺尖

肺门

左肺上叶

支气管

心脏

左肺下叶

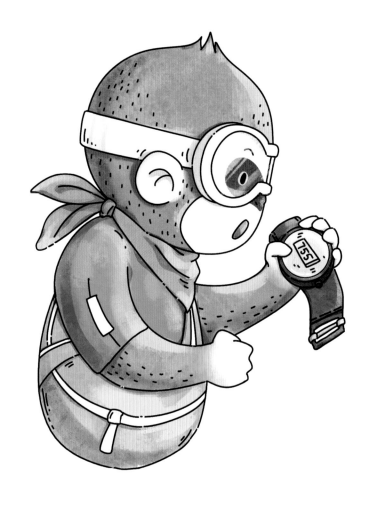

因为小悟已经掌握了肺泡"小工场"的奥秘，两肺又有这么多的肺泡，所以他对肺脏有如此巨大的气体交换能力并不感到惊奇。

可是，小悟却突然对胸腔产生了兴趣。事情是这样的：小悟在两肺做测量时，发现手表上的气压数值出现了异常，气压的读数一直在755毫米汞柱的水平上晃动。

"奇怪！大气压明明是760毫米汞柱，怎么现在只有755毫米汞柱呢？是手表的压力传感器坏了吗？"

小悟校验了几次，并没有发现损坏。

为了弄清这个压力数据是否正确，小悟决定打电话向编辑部询问。

"喂！出版社吗？我找季编辑。"

"我就是！您是孙小悟吗？现在漫游到人体'王国'的哪里了？"

"我还在呼吸道里呢。我遇到了一个难以理解的问题，是一个奇怪的数字，不合情理的数字。"

"什么数字？"

"胸腔里的压力怎么只有755毫米汞柱，大气压力不是760毫米汞柱吗？"

"原来是这样，这完全是合理的。"电话那头的季编辑答道，"倘若胸腔里的压力与外界大气压一样，也是760毫米汞柱，那两肺还能扩张开来吗？所以胸腔内的压力一般比大气压低5～10毫米汞柱。"

孙小悟沉思了一下，想明白了其中的道理，随即回答道："哦！我懂了！谢谢您的启发。"

小悟挂掉电话，不禁笑出声来。季编辑的回答真是一语道破天机，我怎么会"聪明一世，糊涂一时"了呢！是呀，**如果胸腔里的压力与外界相等，内外压力平衡，空气就无法进入肺里了**，即使帮助呼吸的肌肉拼命努力，也无济于事。**胸腔压力一定得是负压**，要不然为什么有时"王国"遭到意外打击，造成胸腔破裂，胸腔内压力上升，会导致人呼吸困难呢！

想到这里，小悟不禁赞美地说："好个具有独特风格的胸腔！"

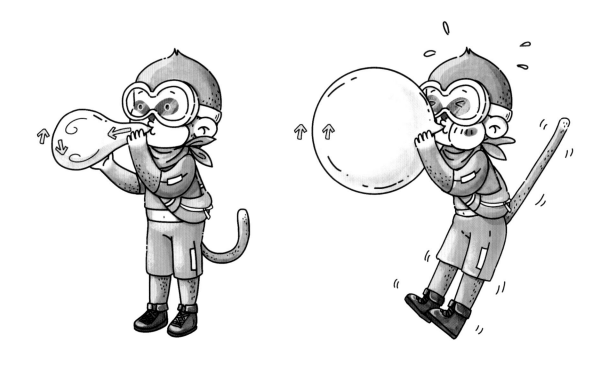

肺部的气压比大气压低，如果和大气压相同，就会像充满气的气球一样吹不进气了。

第三章
搭上血液"列车"

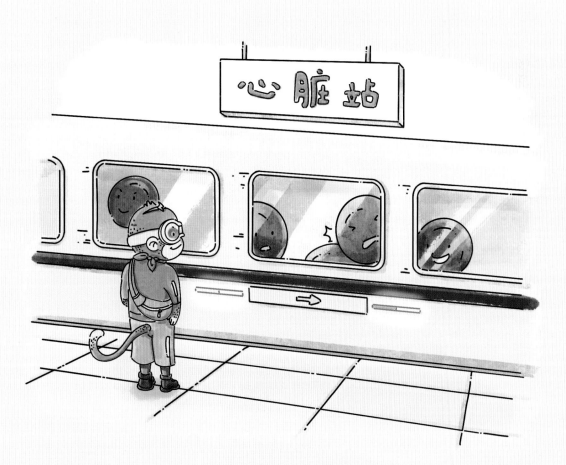

开动"列车"的心脏

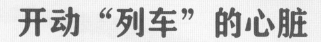

人体漫游的第二站，是人体的循环系统。

顾名思义，循环，就是周游不息。满腔的热血在"王国"辽阔的疆土上奔腾不止，宛如一列开足马力的"列车"风驰电掣般永不停止地前进！这倒成了漫游人体"王国"时最好的交通工具。孙小悟还是采用老办法，化身成微小的细胞，闯进胸腔壁上的一根血管里，搭上这辆血液"列车"去漫游全身！

开动"列车"的"火车头"在哪儿呢？小悟一通寻找，顺着"列车"有节律的"扑通、扑通"的响声来到了声音最响亮的地方。咦？哪里有什么"火车头"？只有一个强壮有力的心脏！心脏像一个有力的泵，推动着整辆"列车"。心脏跳动使血液"列车"飞快奔跑，如果成人每分钟心跳 75 次，心脏每跳动一次就能排出约 60 毫升血液。一天 24 小时，每小时 60 分钟……小悟心中暗暗一算，列出了这样一个算式：

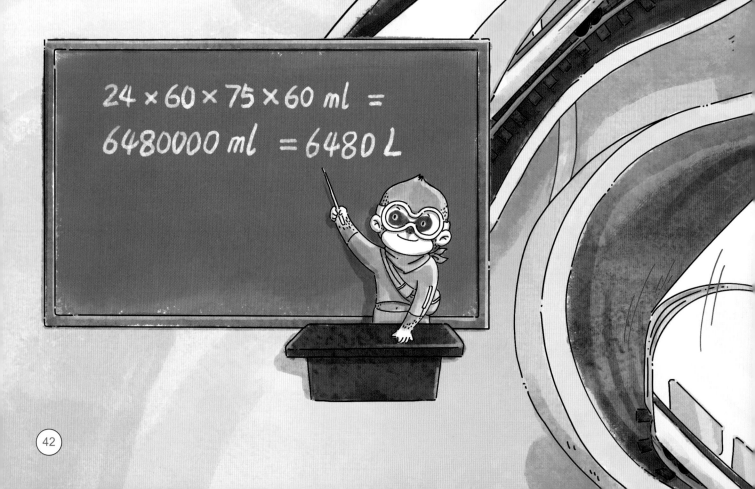

$$24 \times 60 \times 75 \times 60 \text{ ml} = 6480000 \text{ ml} = 6480 \text{ L}$$

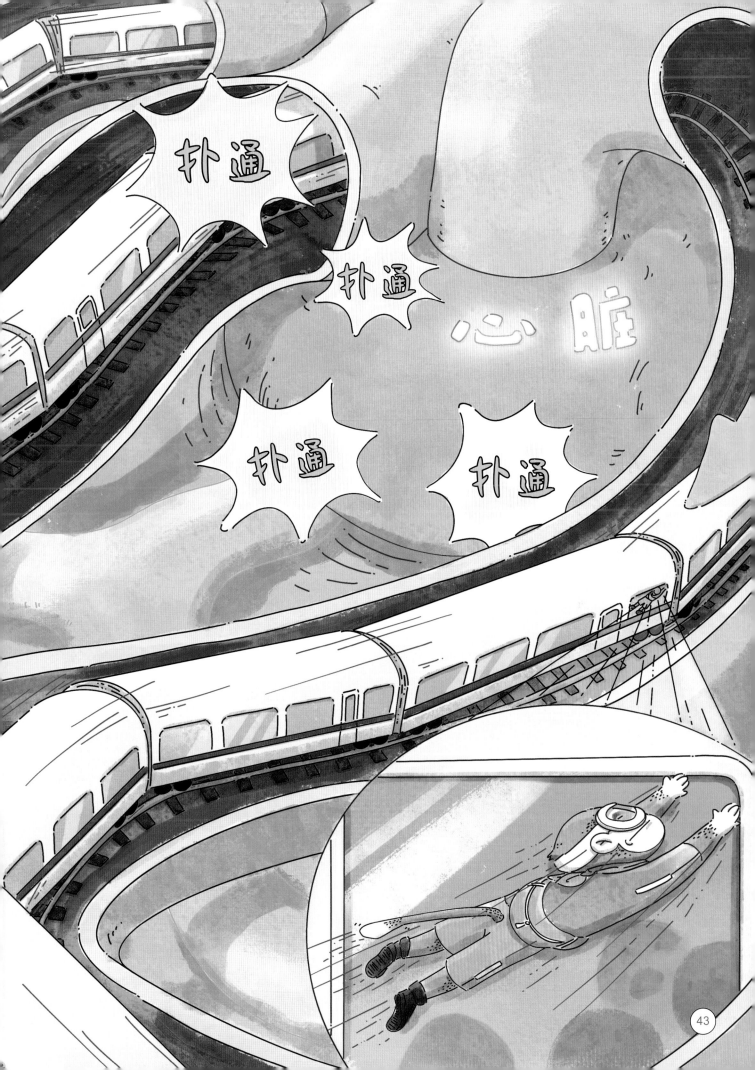

43

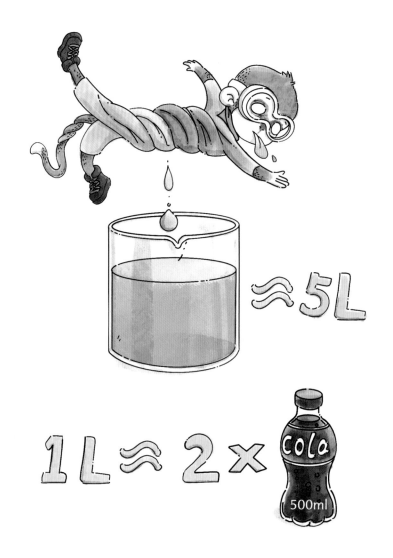

$\approx 5L$

$1L \approx 2 \times$ cola 500ml

这真是一个可观的数目！整个"王国"的血液不过 5 升左右，6480 升就意味着人体所有的血液一昼夜要在身体里奔跑 1296 次，也就是"列车"每小时要在"王国"境内周游 54 次，几乎是一分钟多一点儿就能跑遍"王国"一周。想想看，"王国"血液流动的速度该有多快呀！

造型美观别致的心脏，比拳头大不了多少，居然有如此大的本领，里面的奥秘一定很多。

为了探索它的秘密，小悟不顾震耳欲聋的心脏轰鸣，随着血液"列车"进入了心脏。

在那里，小悟发现了心脏的三个主要秘密。

第一个秘密：**心脏是血液循环的交通枢纽**，是血液"列车"的控制中心。**整个心脏分为四个"房间"：左心房、左心室、右心房和右心室。**"列车"开过心脏时会有规则地按一定的路线行驶。

小悟从这个房间进、那个房间出地考察一番，发现了这样两条路线：

1. 来自肺脏的血液"列车"→左心房→左心室→开往"全国"各地；

2. 来自"全国"各地的血液"列车"→右心房→右心室→开往肺脏。

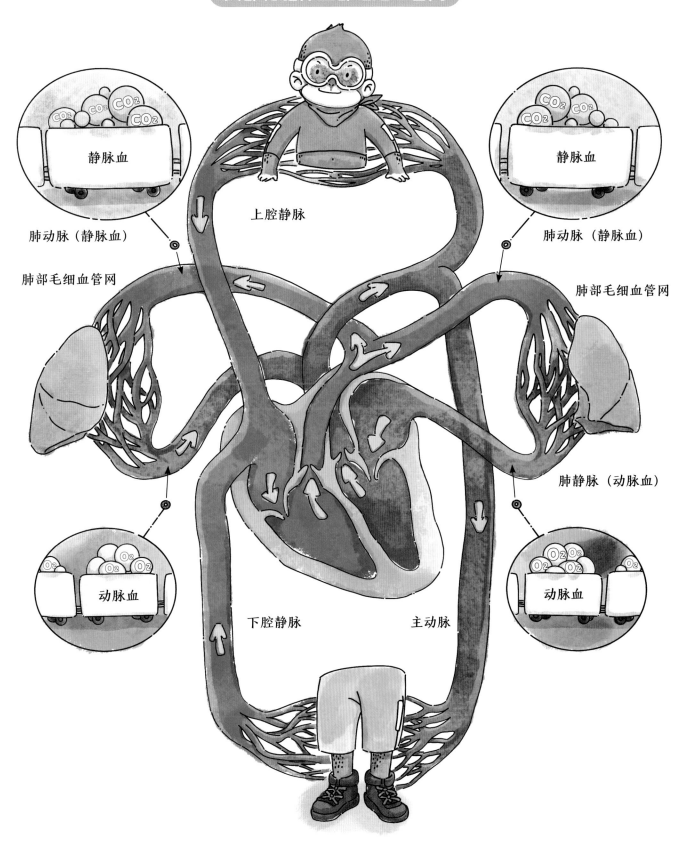

静脉血

肺动脉（静脉血）

肺部毛细血管网

上腔静脉

静脉血

肺动脉（静脉血）

肺部毛细血管网

肺静脉（动脉血）

动脉血

动脉血

下腔静脉

主动脉

心脏各房、各室之间都是单向行驶，有一种叫作瓣膜的特殊结构像"扳道工"一样守候在每个"房间"的门口，控制行车方向，不会出现丝毫差错。左心房、左心室里的血液颜色鲜红、光彩夺目，因为这里的血液"列车"经过肺脏进行气体交换后，"装载"着大量氧气。而右心房、右心室里的血液颜色暗红，没有光泽，

这是由于血液"列车"从各地"运回"了大量二氧化碳。所以"列车"在肺里进行气体交换，就好比进行一番彻底的"大扫除"。

提起心脏里的瓣膜，小悟考察时还特地到左心房与左心室之间的二尖瓣、右心房与右心室之间的三尖瓣这两个"名胜古迹"去浏览过。它们都是半月形，富有弹性，随着心跳的节律一开一闭地指挥"列车"前进，看上去怪有趣的。万一这些"扳道工"生了病，开动"列车"的心脏就会发生严重的问题。

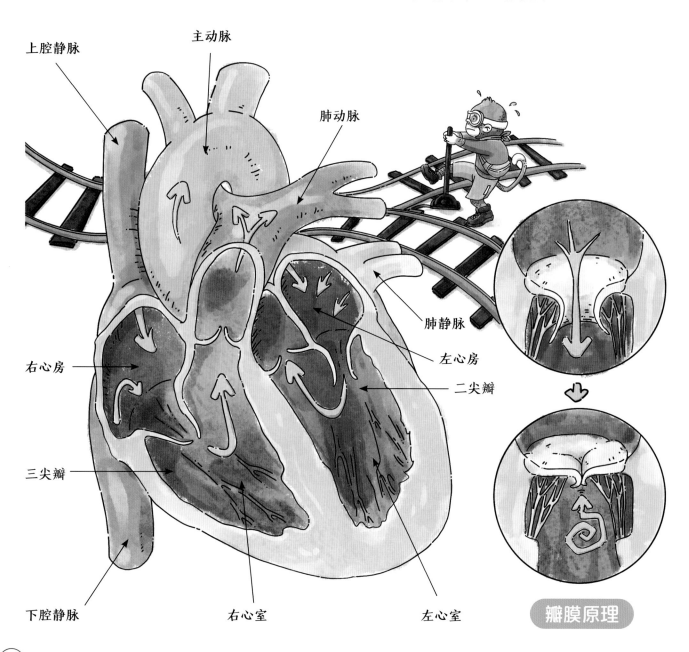

上腔静脉

主动脉

肺动脉

肺静脉

左心房

二尖瓣

右心房

三尖瓣

下腔静脉

右心室

左心室

瓣膜原理

46

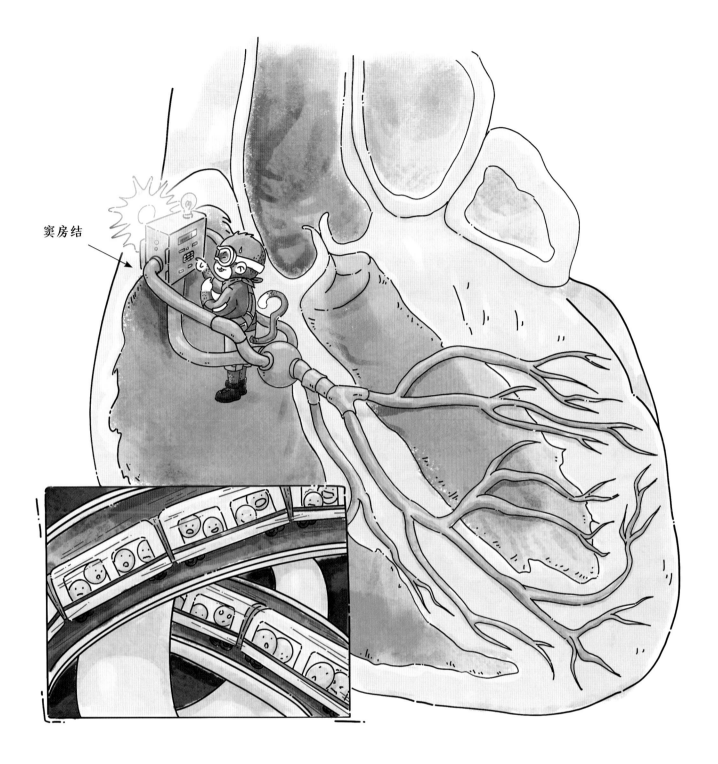

窦房结

第二个秘密：心脏是"自动化控制系统"。心脏的"自控装置"看上去貌不惊人，都是些分布在心肌里的特殊肌肉纤维，但它们精巧而严密，并且一丝不苟。其中有一个叫窦房结的"指挥所"，根据神经"司令部"的命令，定时发出让心脏跳动的"指令"，再通过一些称为房室结、束支的"装置"，把这些"指令"传向整个心脏，心脏就很听话地按"指令"跳动起来。这个"自控装置"究竟灵不灵呢？为了测试它，小悟悄悄地跑到窦房结这个装置旁边，像敲打键盘一样一通乱按。因为这通混乱的操作，窦房结开始乱发"指令"，心脏一下子发生剧烈跳动，脚下的血液"列车"像失去管束的脱缰野马狂奔起来，把小悟这个"搭车"的"旅客"

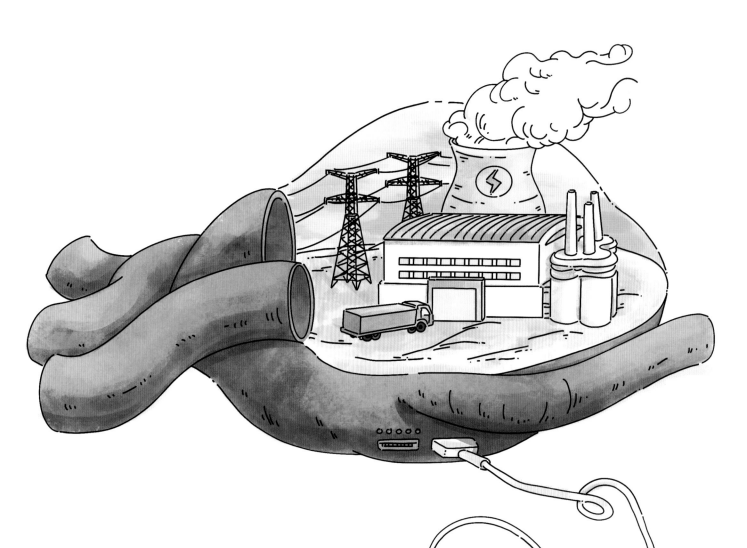

弄得晕头转向、惊慌失措。真糟糕！又
闯下大祸啦！小悟正想寻求对策，好在
心脏的跳动逐渐恢复正常，这场风波才
平息下来。

第三个秘密：**心脏是一座小小的"发
电厂"。心肌收缩一次就产生一股电流，
最大电压不过 1 毫伏左右。**这是一股什
么电流呢？小悟拿出手机，搜索有关心
电的资料，里面写着它的名称叫**心电**，
并且勾画出了心电的波形。

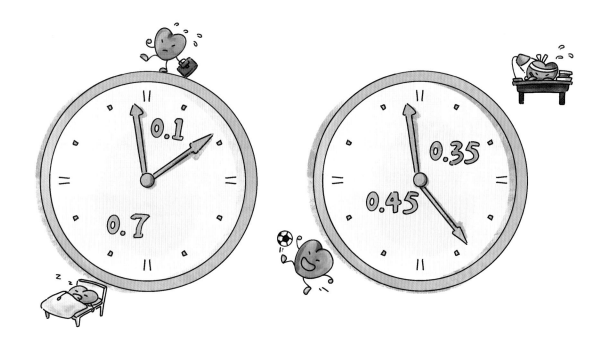

资料上还对电波进行了说明：P 是指心房在收缩，QRS 表示心室收缩，T 是心室收缩后复原的波形。这就是**心电图，它是诊断心脏病的"好参谋"**。

小悟看了心电图，又看了资料，然后钻到冠状动脉血管里亲身体会了这股电流。这下，他真切地了解到，在开动血液"列车"的心脏发出的娓娓动听的心跳声中，还伴随着婀娜多姿的"舞波"！

人体"王国"的心脏基本上和本人的拳头大小一样，外形像桃子，心尖偏向左。

如果按一个人心脏平均每分钟跳动 70 次、寿命 70 岁来计算，那么一个人的一生中，心脏要跳动将近 26 亿次。

要跳这么多次，它会不会疲劳呢？小悟一边思忖，一边观察它的跳动，又一个秘密被他发现啦！原来，心脏每跳动一次平均用时 0.8 秒，其中心房收缩要用 0.1 秒，舒张时约 0.7 秒，也就是心房工作 0.1 秒，休息 0.7 秒。同样，心室收缩用时 0.35 秒，舒张时 0.45 秒，即心室工作 0.35 秒，休息 0.45 秒。

从这组数字不难看出，不论心房还是心室，工作时间都比休息时间短。可以说，心脏跳动的劳逸结合是相当出色的。

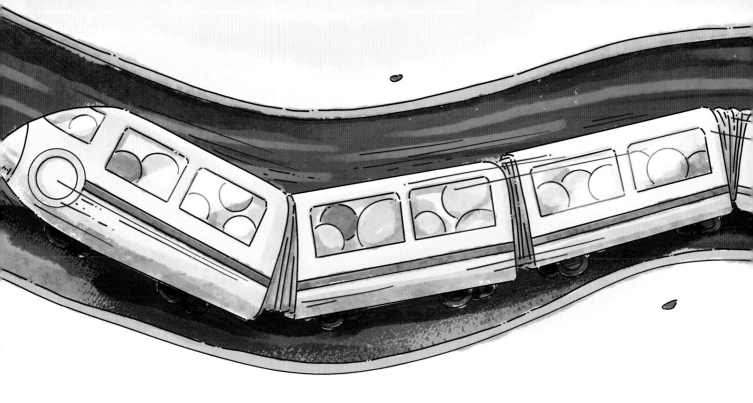

血液"列车"的型号

既然是"列车",就一定有型号。据说不同的人体"王国",血液"列车"还有不同的型号,这种型号简称血型。

小悟为了弄清血液"列车"型号的问题,不得不翻阅携带的资料,上边写道:

"19世纪90年代,奥地利学者兰斯坦纳发现了人血有不同的型。到1902年,他已能肯定地说,**人血有四型:A、B、AB及O型。每个人的血型只有一种。**"

孙小悟想:我现在漫游的人体"王国"是什么血型呢?得赶紧测定一下!

于是,他使出分身术,拔了根毫毛,"呼"地一吹,让它变成了自己的一个分身,令它采集血液,速去检验所。

片刻,孙小悟的分身出色完成任务归来,化验单上写着"O型"。原来,小悟此刻搭乘的血液"列车"是O型的。

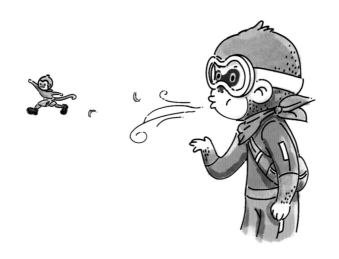

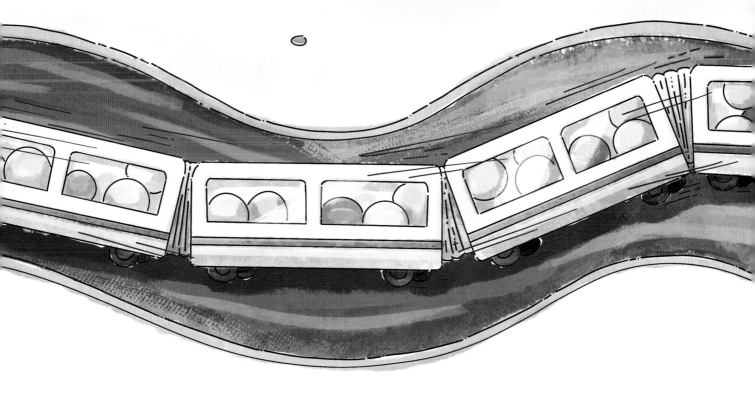

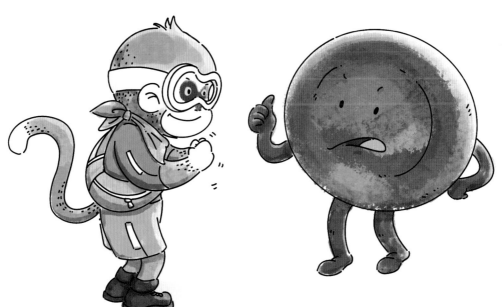

让人大惑不解的是，人体"王国"血液"列车"是怎样分型的呢？

俗话说："鼻子下边有嘴巴。"不懂就问呗！小悟凑近一个个头较大的红细胞，问道："请问，你知道四种血型的来历吗？"

"想知道这个秘密，先得向我作揖行礼。"红细胞的态度傲慢。

小悟连作三个揖道："这下可以说了吧？"

"看起来复杂，其实未必复杂。"红细胞有些卖关子地开了腔，"我们红细胞的表面上有一种物质，叫凝集原。凝集原一般分为 A 与 B 凝集原两种，含 A 凝集原的血叫 A 型血；含 B 凝集原的血叫 B 型血；同时含有 A 及 B 两种凝集原的血叫 AB 型血；哪种凝集原都不含的血，叫 O 型血，懂了吗？"

"为什么输血时要看血型呢？"小悟问道。

血型

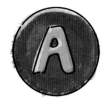 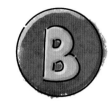 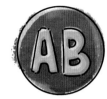 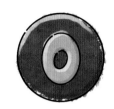

凝集原

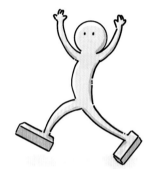 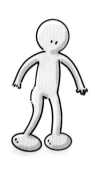 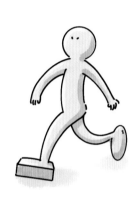 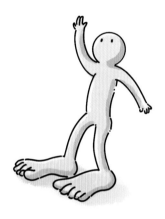

凝集素

 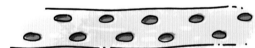

 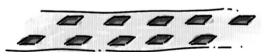

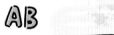

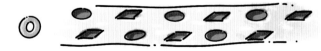

凝集反应

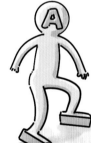 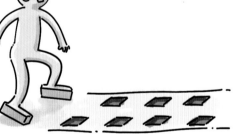

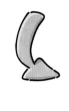 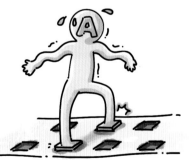

"这是因为，人体血液的血浆成分中还有一种叫凝集素的物质，通常分两种，一种叫抗A凝集素，另一种叫抗B凝集素。哦！对了，省得我唠叨了！给你看个图，你就明白啦！"红细胞丢下了一张图，扬长而去。

　　看了图，小悟懂了，原来，A凝集原与抗A凝集素是冤家，所以A型血与B型血不能放在一块。同样，B凝集原与抗B凝集素是对头，B型血就不能与A型血相碰，否则它们会发生凝集反应。AB型血因为没有凝集素，可以接受任何一种血型的人输的血，O型血没有凝集原，可以输给任何血型的人。

　　其实，这个问题还挺复杂的，只是那个红细胞正好管辖这件事，所以才了解得比较透彻，并且不感到复杂。

　　孙小悟怕自己忘了，立即将这段有关血液"列车"的考察结果一字不漏地记在本子上。

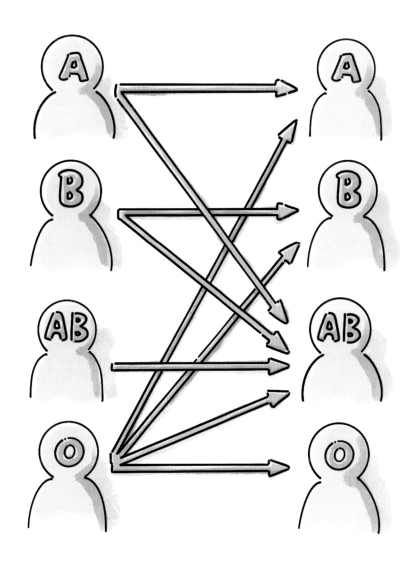

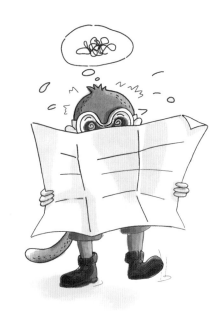

布满"王国"的"双轨铁道网"

编辑部提供的漫游计划的资料表明，血液"列车"行驶的铁道网，在"王国"所有线路上都有来回专用的两条"铁路"。一条从心脏通往"外地"，另一条从"外地"回到心脏。

离开心脏通向"各地"的铁道，随着心脏的跳动节律，会发出称为脉搏的搏动，所以有一个美妙的名字，**叫作动脉**。

主动脉和大动脉的管壁较厚，含有丰富的弹性纤维，具有可扩张性和弹性。随着动脉分支变细，管壁逐渐变薄，弹性纤维逐渐减少，而平滑肌的成分逐渐增多。

从各地回到心脏的那类"铁道"，就不像动脉那样会搏动，因此它们的名字较文雅，叫作静脉。

静脉常同相应的动脉伴行，它数目比动脉多，管径较粗，容血量多，但管壁比动脉薄而柔弱，弹性也小。

而动脉与静脉在"王国"各地交接是通过一种叫作**毛细血管网**的很细很细的"铁道"完成的。

在各类血管中，毛细血管的口径最小，数量最多，总的横截面积最大，血流速度最慢，管壁最薄，通透性很好，有利于血液与组织进行物质交换。

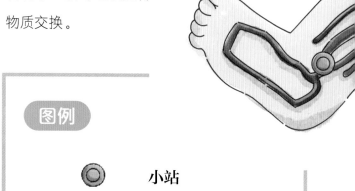

图例

⊚	小站
▬	静脉
▬	动脉

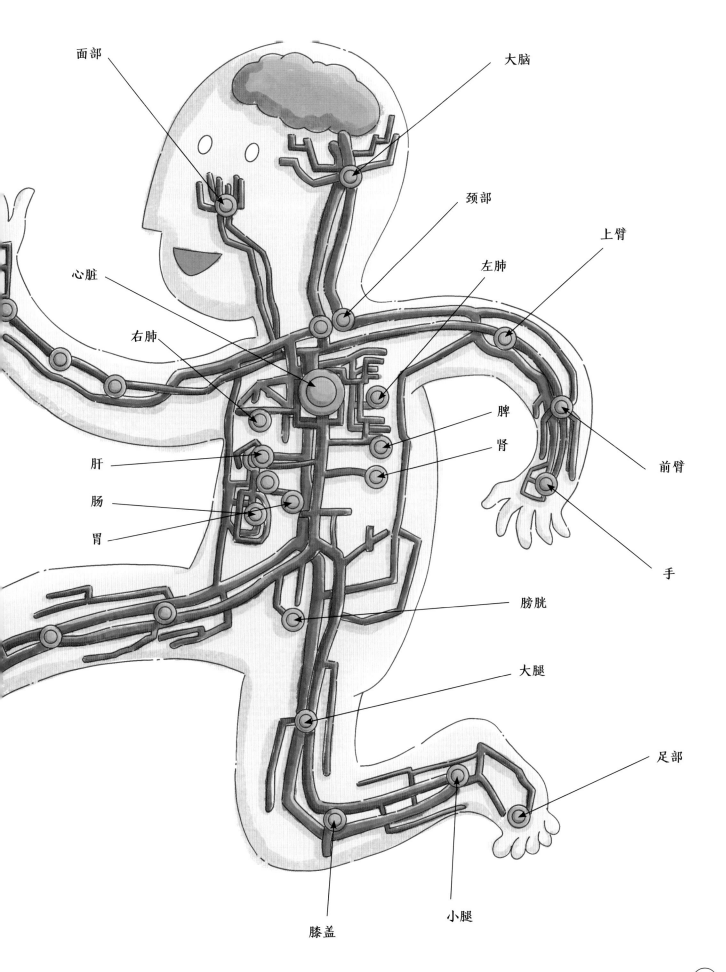

面部

大脑

颈部

上臂

左肺

心脏

右肺

脾

肾

肝

前臂

肠

手

胃

膀胱

大腿

足部

小腿

膝盖

为了证实这些资料，小悟搭上一列从心脏开往"王国"足部，再开回心脏的血液"列车"。开始，"列车"行驶在一根"轨距"特别宽大的大动脉上，速度相当快。"车窗"外一座座"车站"，像"肝脏站""胃站""肠子站""腿部站"都一掠而过。不久，只觉得"列车"下面的"铁道"逐步变得窄小起来，愈是向前就愈窄小，"列车"速度也愈来愈慢。在抵达足趾末端"王国"边疆地带时，"铁道"已完全变成网状，和静脉那边的"铁道网"互相交织，分不出哪条是静脉，哪条是动脉。小悟心想，这大概就是毛细血管网吧！

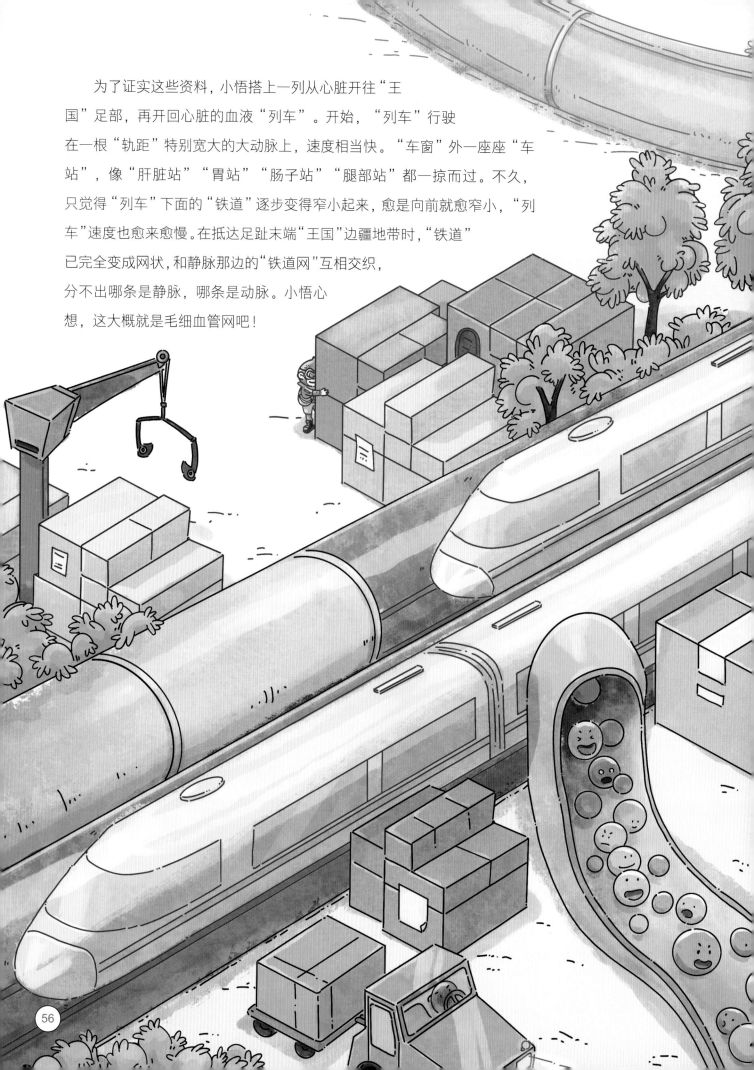

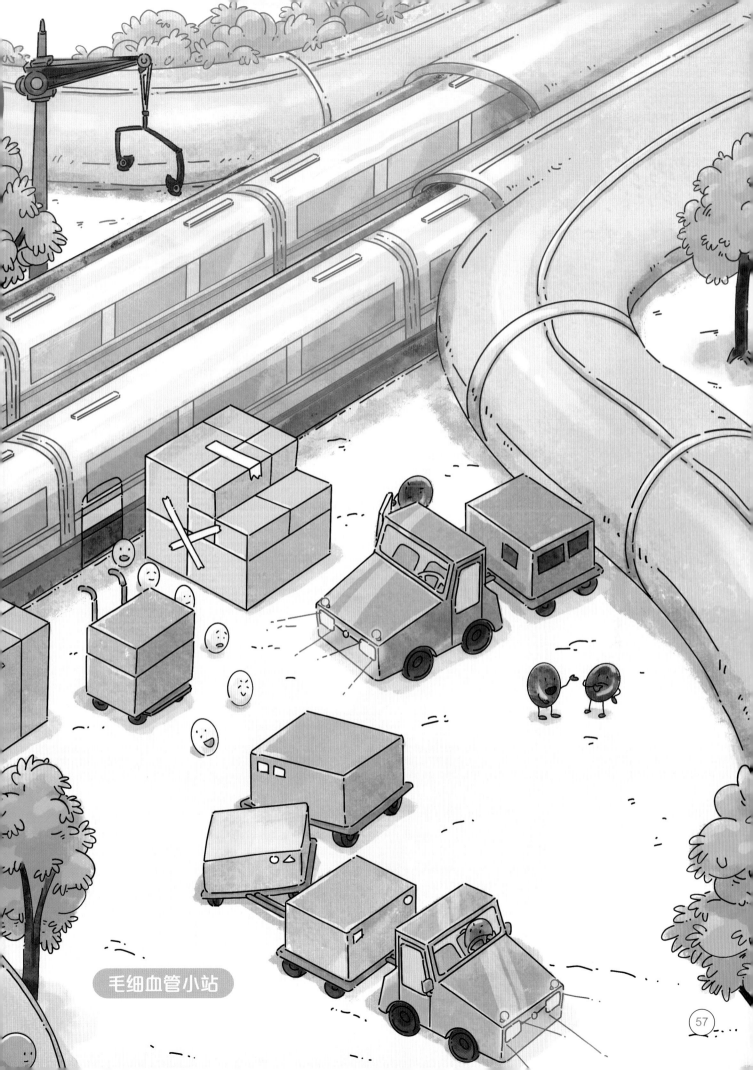

毛细血管小站

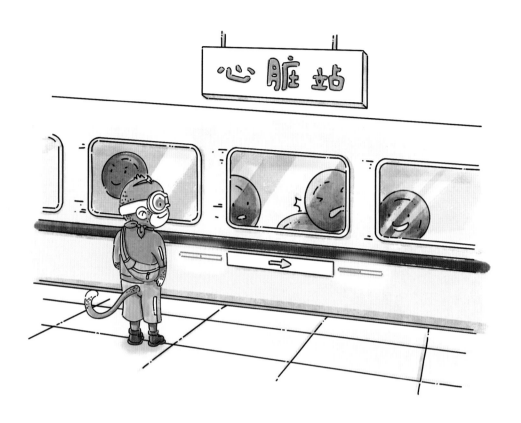

　　他向"窗外"一看，果然，"铁道网"旁竖着一块牌子：毛细血管小站。

　　再一看，"毛细血管小站"上热闹非凡，周围的各类细胞都争先恐后地抢夺"列车"上的氧气和养料，同时，又向"列车"上装载二氧化碳和各种"废物"。"列车"在这个"小站"上开得非常缓慢，有足够的时间让这些细胞完成它们的"装卸"任务。

　　转眼间，随着"列车"的前进，速度又快了些。孙小悟发现自己已经被载送到一条小静脉里，在动静脉交接时不知不觉也被交接过来。

　　"列车"已行驶在回头路上，"车下"的"铁道"又逐步变宽，远处传来心脏跳动的声音，终点快到了！

　　孙小悟很欣赏这种粗细有别、与众不同的"双轨铁道网"，它能来回融为一体，互不混淆，使他在不到一分钟的时间里仿佛进行了一次从宽阔的大江穿过狭窄的小河，进入涓涓的溪流，再回到奔腾的江河般的旅行。

　　小悟也知道，"王国"处处都有"铁道网"，血液"列车"通过布满"王国"各地的"铁道"，出色地完成各项运输任务。一旦"铁道网"发生问题，"列车"就要"出轨"，也就是出血。这种出血与"铁道线"的压力有密切关系，动脉"铁道"压力最大，测量一下，随着心脏收缩与放松，出现 110 ～ 120/70 ～ 80 毫米汞柱的压力，也就是常说的动脉血压。静脉"铁道"压力低些，"毛细血管小站"的压力最低，所以一旦动脉"铁道"上"列车""出轨"，出血就很严重。

"列车"上的三支"特种部队"

孙小悟现在有工夫观赏自己乘坐的血液"列车"了。可是，他还以气管内壁细胞的模样长时间逗留在血液里，这时已感到十分不便了，因为这类细胞不应该跑到这里来。难怪往来穿梭的"列车"上的各种细胞都会用好奇的目光瞅他一眼。

既然如此，说变就变，小悟立刻变成了一个红细胞，别人再也认不出他是谁了。

小悟正在"列车"上东张西望，突然远处传来一阵喧闹的争吵声，他赶忙奔向前去。

"你们是害人的细菌，怎么溜到'王国'里来了？"几个白细胞正在严厉地斥责一小群细菌。

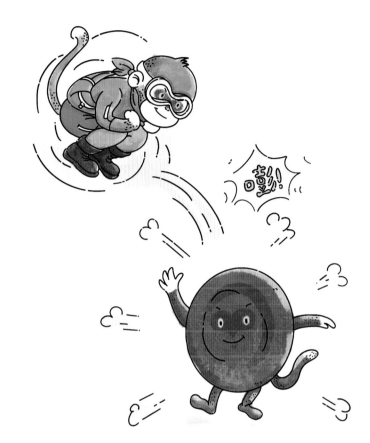

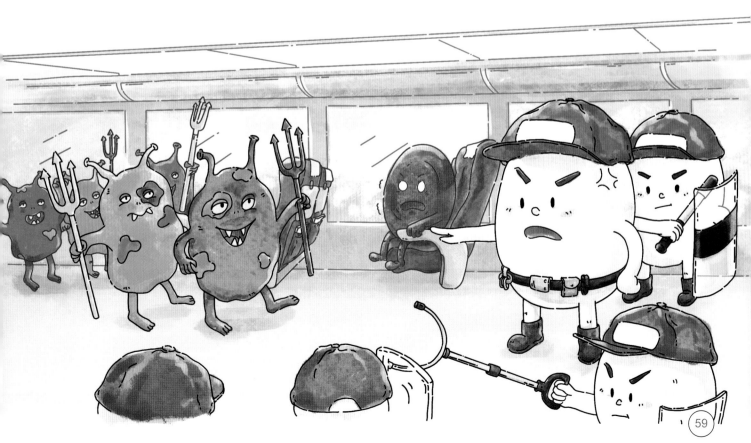

"我想到哪里就到哪里，你管得着吗？"这些入侵"王国"的细菌蛮不讲理，"战斗"一触即发。

"弟兄们，冲上去！把它们消灭掉！"一个大个子的白细胞指挥着不断向"战场"集拢的白细胞冲杀上去。

张牙舞爪的细菌不甘示弱，迎上前来顽抗，经过好一阵厮杀，细菌寡不敌众，被打得落花流水，丢盔卸甲。骁勇善战的白细胞穷追猛打，扑上前去把它们一个个都吞吃干净。

"真勇敢呀！"孙小悟伸出大拇指，夸奖那些白细胞。

"没什么，这是我们应尽的责任。"为首的大个子白细胞谦逊地回答。

后来，小悟才了解到，血液"列车"上常备不懈地守备着三支"特种部队"。

第一支部队就是刚才看到的**白细胞**，它们**是英勇善战的"战斗部队"**。这支队伍数量很大，每立方毫米血液里就有 4000 ~ 10000 个白细胞。它们的种类也很多，有的称为粒细胞，直径 10 ~ 15 微米；有的叫淋巴细胞，个头小些，直径 6 ~ 16 微米；有的叫单核细胞，直径 10 ~ 20 微米。白细胞都是球形的，所以人们也管它们叫白血球。

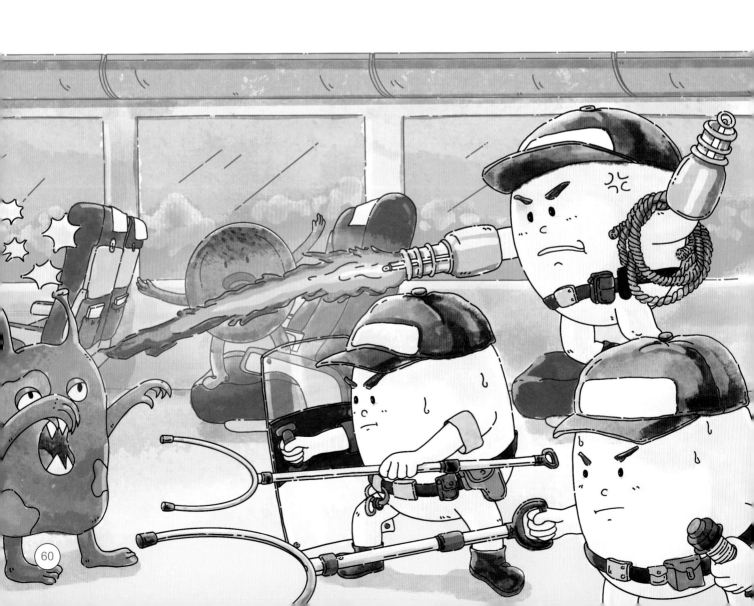

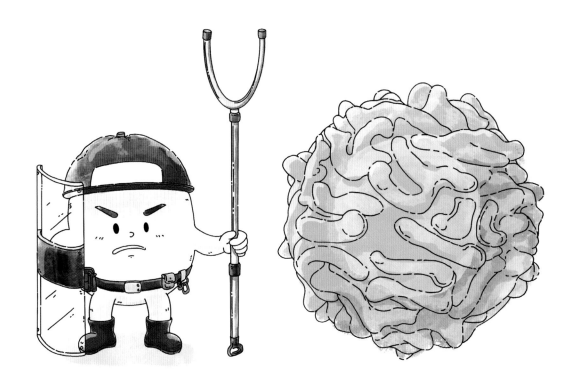

T 淋巴细胞

这支"战斗部队"中最引人注意的是淋巴细胞，它们对进入"王国"的任何"不速之客"都特别敏感，能及早发现与消灭外来者。

据说，每个人体"王国"的各类组织细胞都有一套相同的"口令"，**淋巴细胞就像"哨兵"那样在"王国"境内巡逻**，一旦发现形迹可疑的陌生人，就出面干涉。先互对"口令"，如果"口令"不符，就上前"围攻"。现在查明，有一套叫作 HL-A 的"口令"，或者叫作人体白细胞 -A 系统，实际上是一些抗原物质。这些抗原物质多达几十种，但是每个人体"王国"只带其中的四种。**淋巴细胞就凭着这四个抗原与别人校验**。

小悟了解到这些内情后，对淋巴细胞更是刮目相看，急忙走上前去把它们看个仔细。

"怎么它们中有的标着'T'的名称，有的标着'B'的名称呢？"小悟发现淋巴细胞分为两类，正在诧异，T 淋巴细胞朝他走来，他连忙上前求教。

"请问为什么您叫作'T'细胞？"说着，小悟又转过头问旁边一个"B"淋巴细胞，"您又为什么叫作'B'细胞呢？"

"我们都是淋巴细胞，来自同一个'娘胎'：骨髓。不过离开'娘胎'后，我是直接到血液'列车'上'参军'，它却到一个叫胸腺的地方去转了转才来的。"B 细胞爽快地回答。

"是的，胸腺对我进行加工处理，使我具有了直接攻击和杀伤细菌、病毒及其他'外来之敌'的能耐。"T细胞也作了自我介绍。

　　"那么B细胞是怎样对付'敌人'的呢？"小悟接着问。

　　"我会用一种间接方法杀灭'敌人'。凡是进入'王国'的'侵略者'，从免疫学上讲就是一种抗原物质，我就根据这些不同类型的抗原，制造专门制服它们的'武器'——**抗体**，来消灭它们。"B细胞自豪地告诉小悟。

　　这两类淋巴细胞还告诉小悟一些器官移植的知识。现代医学中的器官移植，就是把人体"王国"的某项"建筑设施"、某部分"国土"，搬迁到另一个人体"王国"中去。进行这样的手术，事先就要依靠淋巴细胞来校验两个"王国"之间是否能从事这样的搬迁，也就是说**通过淋巴细胞进行两个"王国"之间的组织配型**。所以，最近淋巴细胞日渐崭露头角，大出风头。

　　第二支部队是**红细胞**。这支部队，小悟是最熟悉的了，因为他自己"伪装"的就是它们。红细胞的个头不大，直径只有6~9微米，也是球状，所以也有人管它叫红血球。每立方毫米血液中有400万~500万个红细胞，在"王国"里是一支人数非常庞大的"队伍"。每个红细

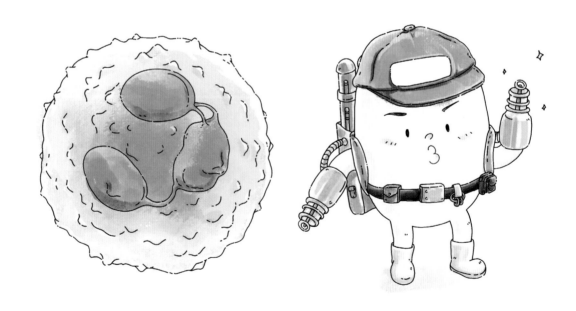

B 淋巴细胞

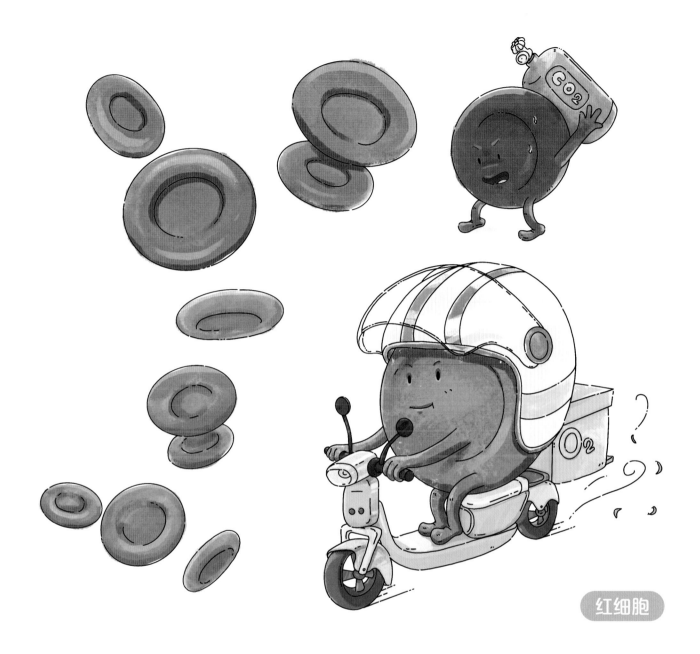

红细胞

胞都装备一种叫作**血红蛋白**的武器，它红红的颜色使整个血液"列车"都被染成鲜红色。起初，小悟不知道血红蛋白有什么用处，只是带着它东游西逛。有一次，当小悟来到肺脏的肺泡旁时，他身上的血红蛋白忽然结合了许多氧气分子，小悟只好背着这些氧气搭上血液"列车"到别处去，感到身子怪沉的。来到"王国"一处组织时，组织细胞将他背着的氧气全都夺走了，

血红蛋白又去拉了一堆二氧化碳分子，依然叫小悟背着运到肺里。原来这是在叫小悟当"搬运工"啊，搬的"货物"就是氧气和二氧化碳。这下，小悟明白了，**红细胞这支"运输部队"就是利用血红蛋白这个"武器"完成气体运输任务的**。红细胞为了留出更多地方装运氧气和二氧化碳，长相也很特别：没有长细胞核。它们在"列车"上川流不息，很是辛苦。

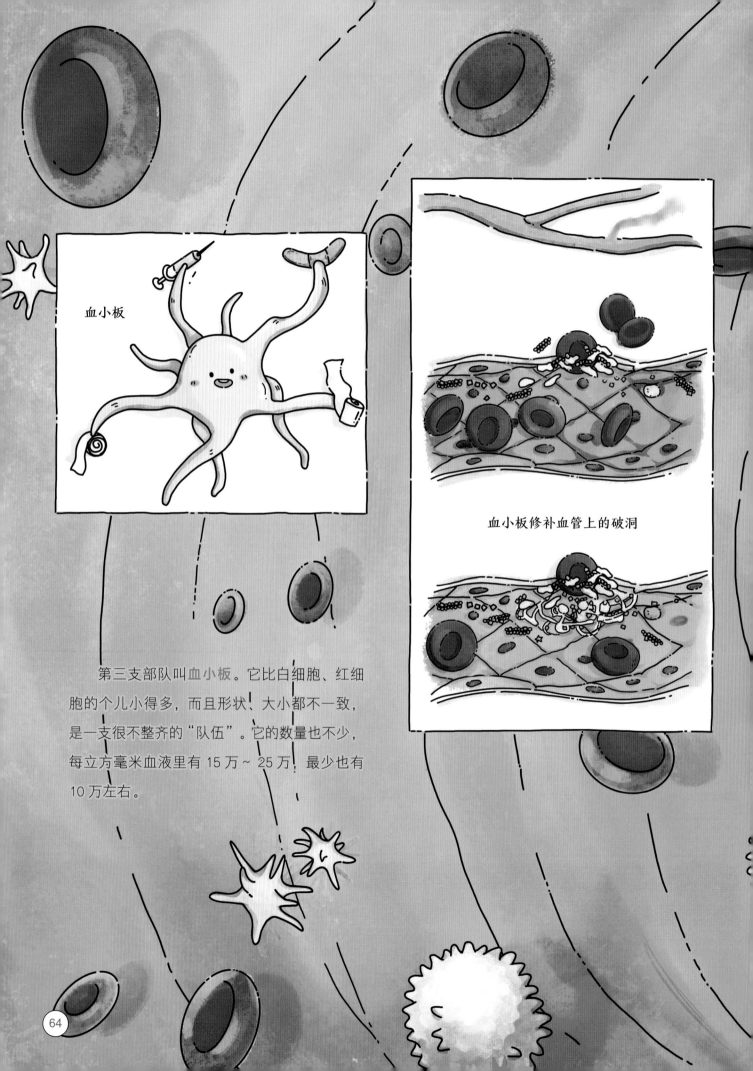

血小板

血小板修补血管上的破洞

第三支部队叫血小板。它比白细胞、红细胞的个儿小得多，而且形状、大小都不一致，是一支很不整齐的"队伍"。它的数量也不少，每立方毫米血液里有 15 万～ 25 万，最少也有 10 万左右。

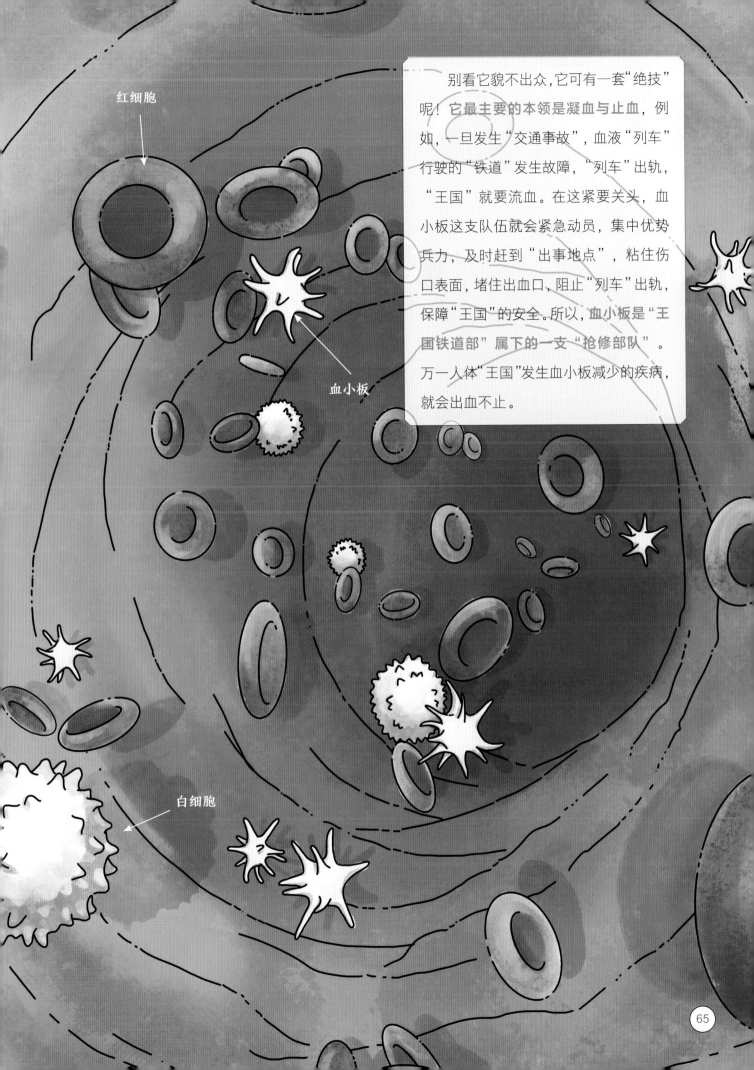

红细胞

血小板

白细胞

别看它貌不出众,它可有一套"绝技"呢!它最主要的本领是凝血与止血,例如,一旦发生"交通事故",血液"列车"行驶的"铁道"发生故障,"列车"出轨,"王国"就要流血。在这紧要关头,血小板这支队伍就会紧急动员,集中优势兵力,及时赶到"出事地点",粘住伤口表面,堵住出血口,阻止"列车"出轨,保障"王国"的安全。所以,血小板是"王国铁道部"属下的一支"抢修部队"。万一人体"王国"发生血小板减少的疾病,就会出血不止。

"列车"上装载的"货物"

"风尘仆仆的血液'列车'难道只进行氧气与二氧化碳的运输吗？"小悟问旁边的一个红细胞。

"第一类货物是氧气与二氧化碳，每100毫升动脉血液含氧气约19毫升，二氧化碳约48.5毫升；每100毫升静脉血液含氧气约14.2毫升，二氧化碳约52.5毫升。"红细胞煞有介事地说，"第二类是水，占全部货物的80%。"

"哦！难怪叫它血'液'。"小悟恍然大悟。

"第三类是三大营养物质：蛋白质、脂肪、糖。像白蛋白、球蛋白、胆固醇、甘油三酯、磷脂和葡萄糖等，都是运往'各地'的丰盛'食物'"。红细胞摇头晃脑地说，"第四类是无机盐。钾呀，钠呀，还有钙、氯、磷、铁、碘等元素，这些也是'王国'生存的必要物质。

"请等一等，让我记下来。"孙小悟打开了手机上的备忘录。

"快点儿，我还有事。听着！具体讲，如果将每100毫升血液算作一节'车厢'，那么每节'车厢'除水外所带的货物包括：

总蛋白质 3.8 ~ 4.8 克

总胆固醇 150 ~ 230 毫克

葡萄糖 80 ~ 120 毫克

钾 16 ~ 22 毫克

钠 320 ~ 350 毫克

钙 9 ~ 11 毫克

氯 350 ~ 380 毫克

无机磷 3 ~ 5 毫克

"你记完了没有？"

"记完了，还有吗？"

"第五类是代谢废物。"

"什么叫代谢废物？"

"你怎么连这个也不懂？'王国'的组织和细胞为了维持生命进行正常新陈代谢，就要产生废物，这就像工厂生产也会有'三废'物质一样。"

"哦！那都有什么废物呢？"

"每节'车厢'的废物主要包括：非蛋白氮20 ~ 40毫克，尿素氮10 ~ 20毫克，肌酸3 ~ 7毫克，肌酐1 ~ 2毫克，尿酸3 ~ 5毫克。"

"血液'列车'把这些废物运到哪里去呢？"

"你的提问真怪，你到'腰子'那儿去过吗？就是肾脏。"

"还没有。"

"那你去了就会知道了。"说罢，这个红细胞便昂首阔步，大摇大摆地走了。

孙小悟看着它那傲慢的神情，心想，就算你有学问，也用不着这么盛气凌人呀！

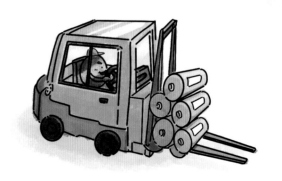

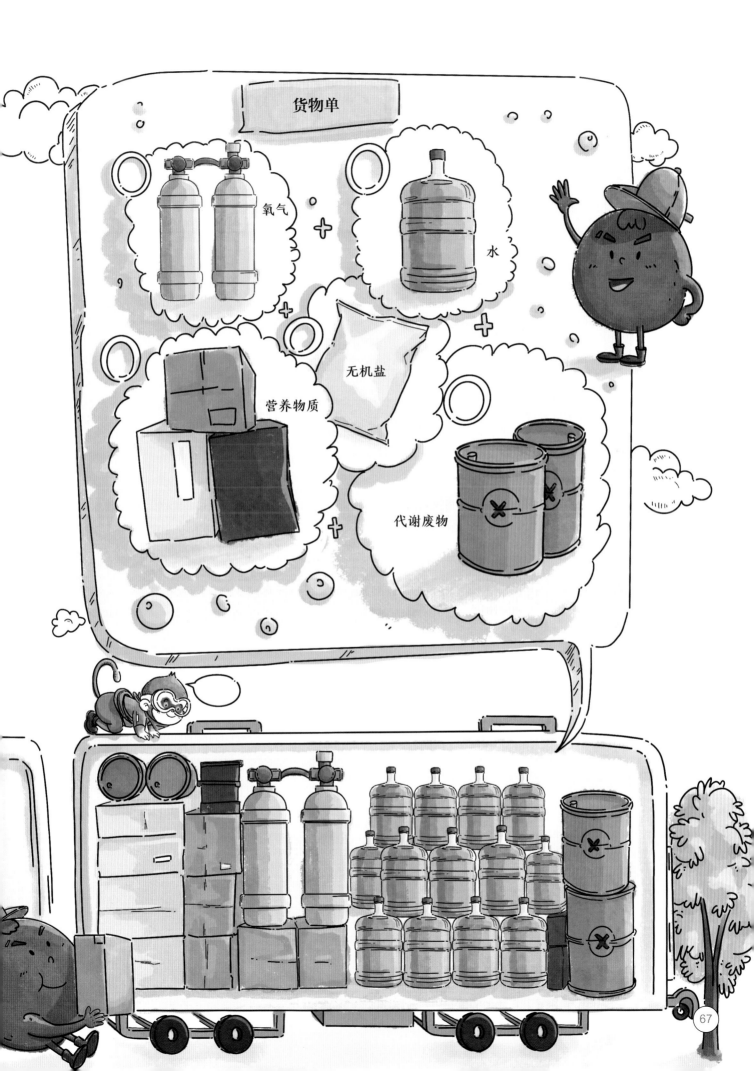

第四章

攀登"王国"的骨架

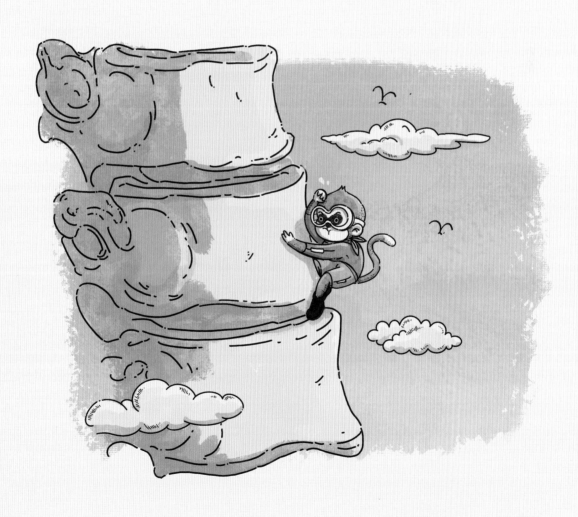

不同风格的骨骼

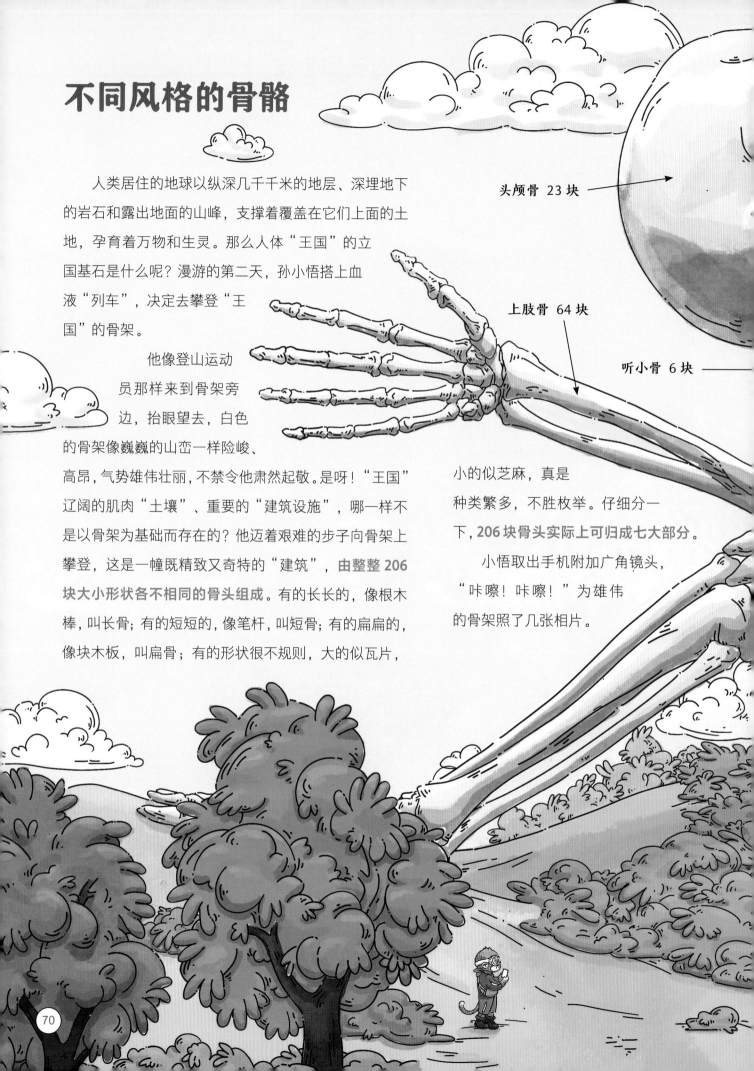

人类居住的地球以纵深几千千米的地层、深埋地下的岩石和露出地面的山峰，支撑着覆盖在它们上面的土地，孕育着万物和生灵。那么人体"王国"的立国基石是什么呢？漫游的第二天，孙小悟搭上血液"列车"，决定去攀登"王国"的骨架。

他像登山运动员那样来到骨架旁边，抬眼望去，白色的骨架像巍巍的山峦一样险峻、高昂，气势雄伟壮丽，不禁令他肃然起敬。是呀！"王国"辽阔的肌肉"土壤"、重要的"建筑设施"，哪一样不是以骨架为基础而存在的？他迈着艰难的步子向骨架上攀登，这是一幢既精致又奇特的"建筑"，**由整整 206 块大小形状各不相同的骨头组成**。有的长长的，像根木棒，叫长骨；有的短短的，像笔杆，叫短骨；有的扁扁的，像块木板，叫扁骨；有的形状很不规则，大的似瓦片，

小的似芝麻，真是种类繁多，不胜枚举。仔细分一下，**206 块骨头实际上可归成七大部分。**

小悟取出手机附加广角镜头，"咔嚓！咔嚓！"为雄伟的骨架照了几张相片。

头颅骨 23 块

上肢骨 64 块

听小骨 6 块

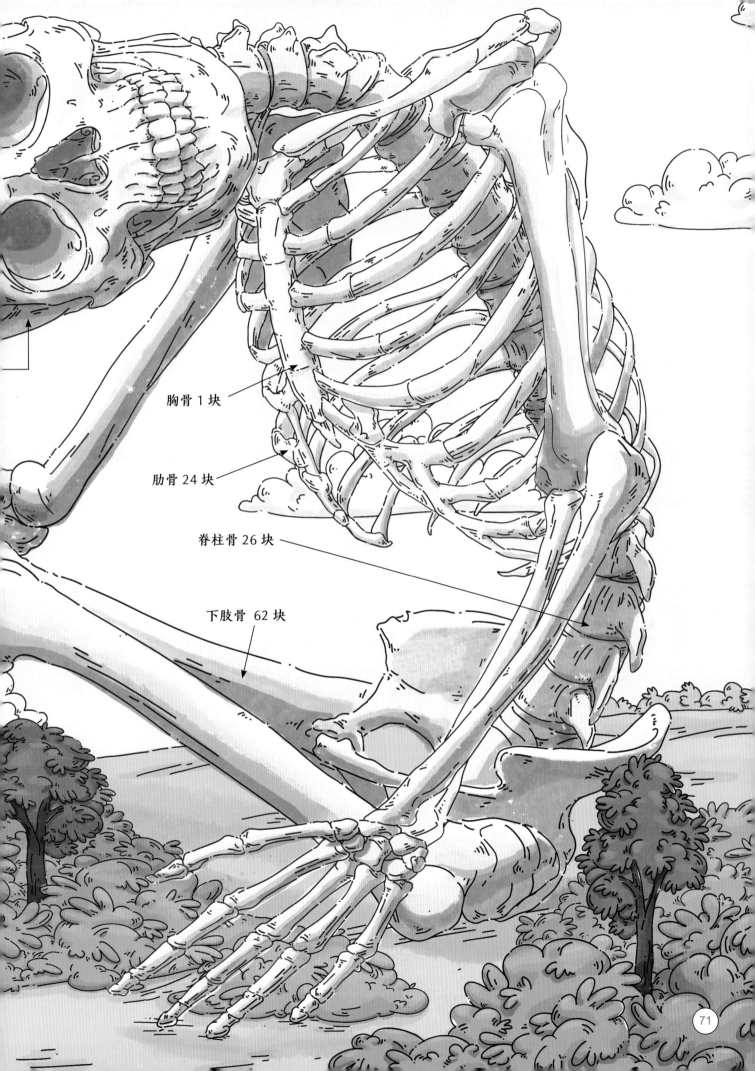

胸骨 1 块

肋骨 24 块

脊柱骨 26 块

下肢骨 62 块

71

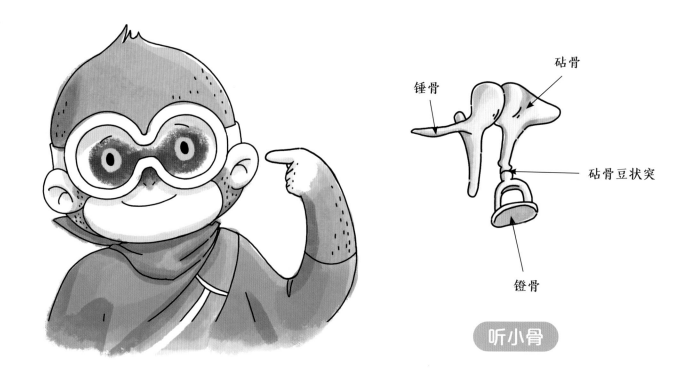

锤骨

砧骨

砧骨豆状突

镫骨

听小骨

为什么骨骼有如此多变的种类呢？看来，为了承担"王国"不同的任务，每部分骨骼都具有不同的构造和布局，仔细考察，一定大有文章。

孙小悟正苦于没有向导，旁边一个淋巴细胞却主动前来与他搭讪："你是第一次来参观'王国'骨架吧？"他看小悟一副呆头呆脑的模样，推测他准是个初游者。

"是的。"

"咱们一起去游览吧！你看那高耸的**脊柱骨**，它是'王国'最重要的栋梁。"

小悟顺着它指的方向看去，只见大约70厘米高的一串骨头连成一体，好像一根"擎天柱"般支撑在"王国"的中央。

"其实它不是一根骨骼，**而是由26块小骨头组成的，每块相隔的地方还有一种软软的叫作椎间盘的'垫子'垫着。**"淋巴细胞侃侃而谈。

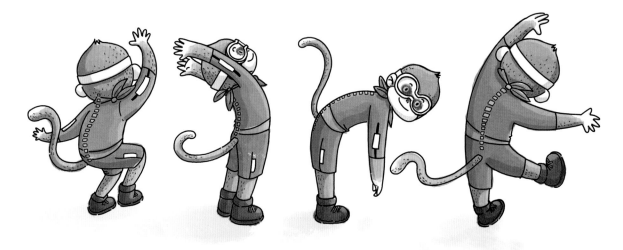

灵活的脊椎

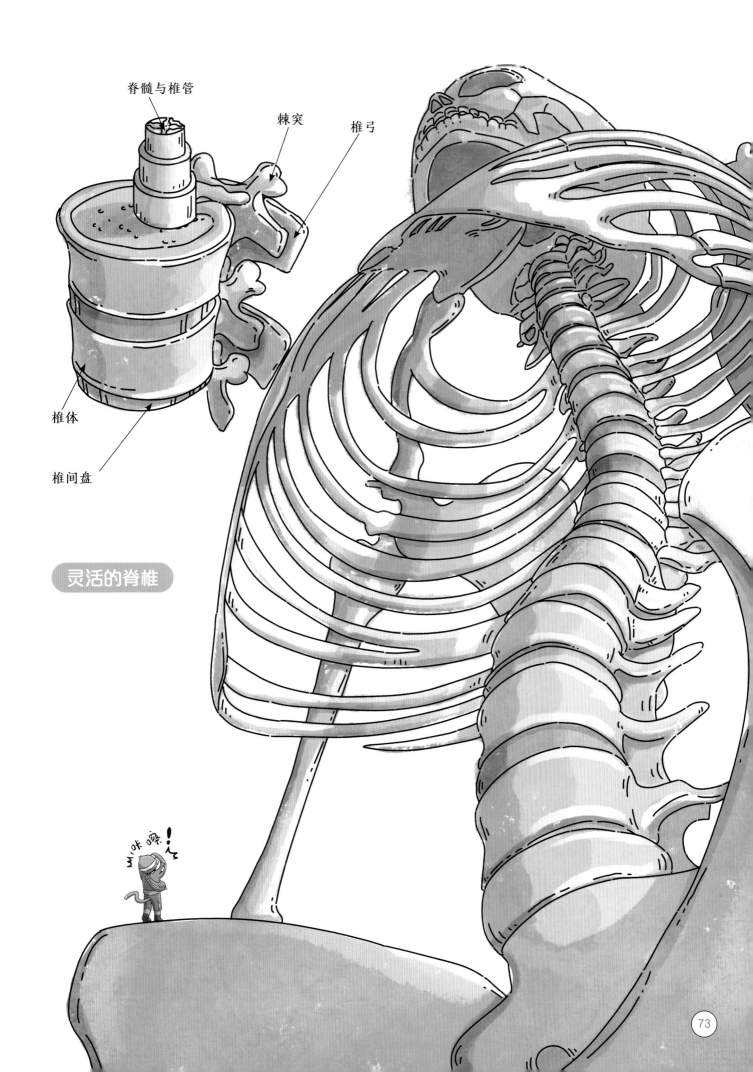

脊髓与椎管

棘突

椎弓

椎体

椎间盘

灵活的脊椎

咔嚓!

"为什么要长成这个样子呢？"小悟对这种结构很费解。

淋巴细胞解释道："这种结构具有相当的灵活性，便于'王国'的运动，也可以承担力量。椎间盘的'垫子'垫在那儿，使这根栋梁更坚韧有力。"说罢，它又指指头颅骨说："你再看脊柱上面的**头颅骨**，这种骨头的主要作用是**保护头颅里的大脑以及眼睛、口腔**等重要'设施'。它不需要运动，所以长成扁扁的形状，互相拼搭在一起，好像一件坚固的'铠甲'。"

"照你这样说，起保护作用的骨头应该长成扁平状，可是肋骨、胸骨不也是为了保护胸腔里的心呀、肺呀什么的，它们怎么长成长长的形状呢？"孙小悟问道。

"虽然**肋骨与胸骨**是长形的，但仔细看，还是扁平骨。它们**与脊柱联合起来组成胸廓**，确实起到**保护重要脏器**的作用。此外，它们还有**帮助呼吸**的功能，所以长成现在这个样子。"

他们俩边说边走，来到上肢骨与下肢骨旁，淋巴细胞指着它们对小悟说："这些都叫长骨，

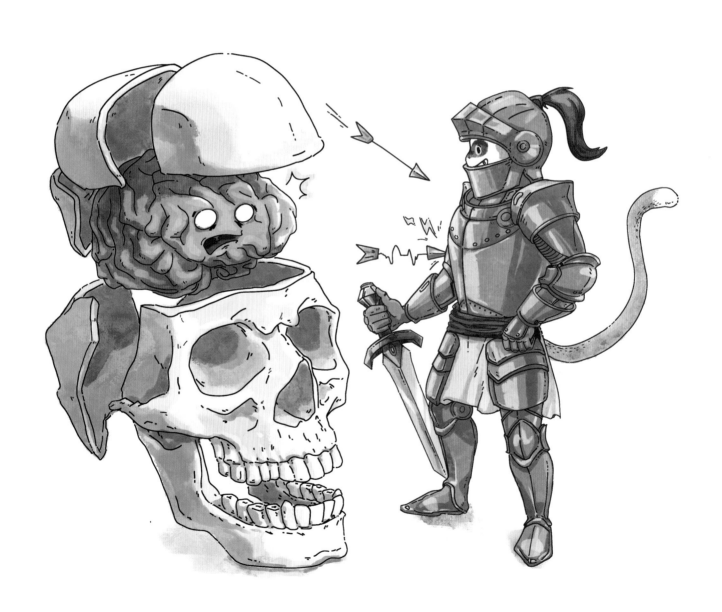

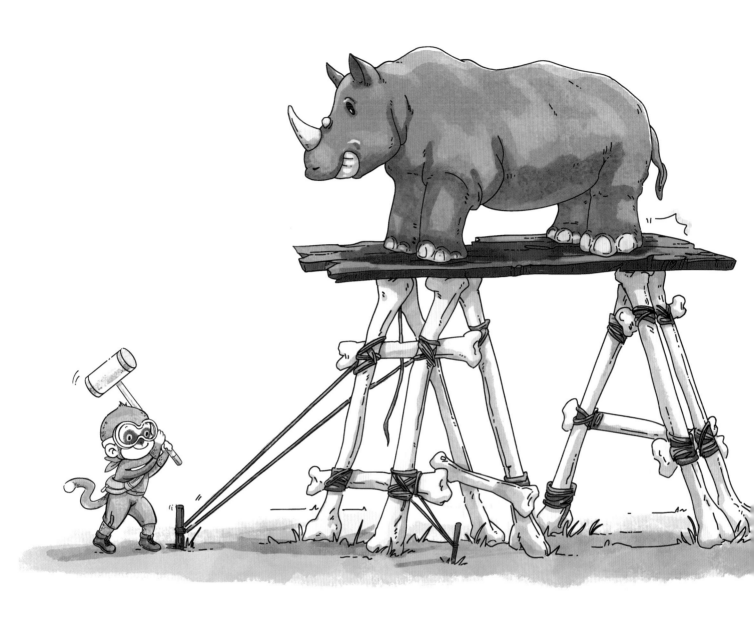

当然手、足地方的骨头短些，它们可以叫作短骨。'王国'肢体的运动离不开它们，它们一般都能承受较大的重量。"

"真的吗？能承受多重的重量？"

"举个例子，上肢的那根肱骨可以承担174～276千克的重量，而下肢最长的那根股骨可承担263～400千克的重量。"

"哟！能承受这样大的重量，它们对'王国'的贡献真大。"小悟十分惊讶。

"骨骼的作用还远不止这些，它除了支撑'王国'，还有一个重要的任务。"

"什么任务？"

"这是个秘密，你自己去发现吧！"淋巴细胞神秘地眨眨眼，笑嘻嘻地走了。

孙小悟在骨架旁停留了好一会儿，观摩它们的结构，也看看它们是怎样搭成这个架子的。方法很微妙：有的是这一块骨头与那一块骨头直接拼凑在一起；有的依靠一种坚韧的韧带组织互相牵拉在一起；更有许多骨头之间通过能活动的关节相连，使"王国"肢体、躯干能很好地运动。

说起**关节**，它就好比机器的轴承，**非常灵活**。关节外边长有关节囊，关节里边是关节腔，关节腔里充满着起润滑作用的液体，可以减少运动时的摩擦。**关节两头骨骼的表面长有关节软骨，具有一定的弹性，可以减少运动时的冲击和震荡**。结构之微妙令人赞叹不已！

骨骼

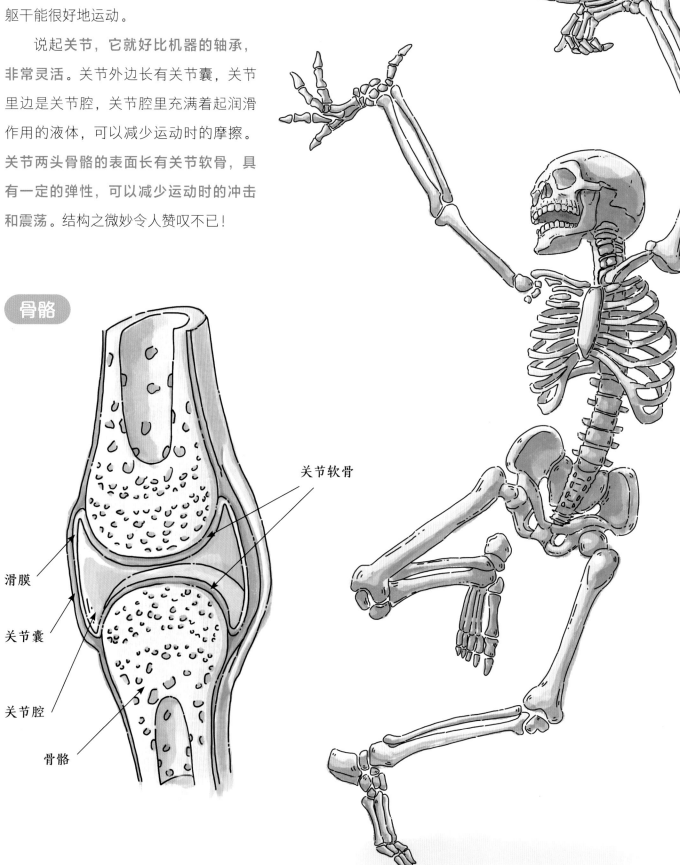

关节软骨

滑膜

关节囊

关节腔

骨骼

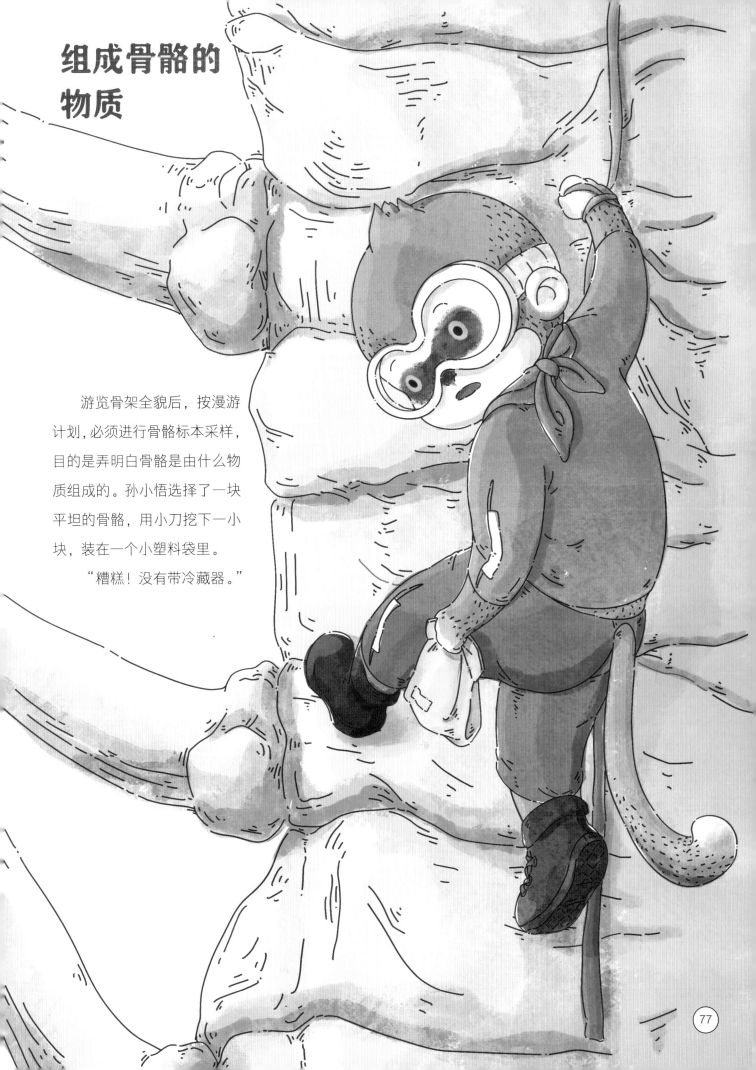

组成骨骼的物质

游览骨架全貌后，按漫游计划，必须进行骨骼标本采样，目的是弄明白骨骼是由什么物质组成的。孙小悟选择了一块平坦的骨骼，用小刀挖下一小块，装在一个小塑料袋里。

"糟糕！没有带冷藏器。"

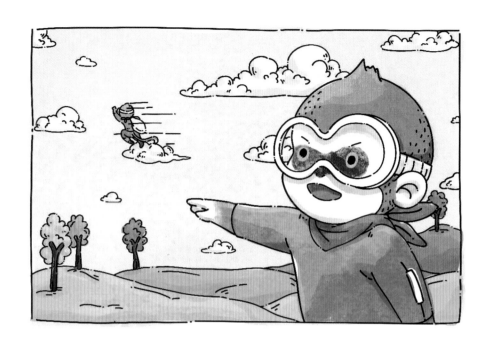

取下的骨骼标本不进行冷藏，很快就会变质，进而会影响化验结果的准确性。这可怎么办呢？

孙小悟急中生智，轻轻地从身上拔下一根毫毛，放在嘴前"呼"地一吹，立即又变出了一个孙小悟。

"主人！有什么吩咐？"分身朝小悟敬了个礼。

"你马上把这个塑料袋送到季编辑那里进行化验。"

"怎么去？怎么来？"分身接过塑料袋后问道。

"照我的办法变成细胞、蚂蚁、小蜂，速去速来！"

"是！"说罢，分身变成一个细胞，转眼就不见了。

孙小悟悠闲地倚坐在骨架旁休息，不消一个小时，当他刚刚两眼蒙眬，正想闭上时，只听得耳边有个声音在叫：

"主人！任务完成啦！"

睁大眼一看，是自己的分身回来了。小悟忙念咒收回毫毛，然后拆开分身带回来的信封，抽出两张信纸。其中一份是骨骼化验报告。

骨骼成分化验结果：

铜 0.0005%；

锌 0.009%；

钾 0.7%；

镁 0.37%；

磷 12%；

钙 25%；

其余是水分、脂肪和骨胶质。

另一份是季编辑写的信：

孙小悟:

　　你好！骨骼成分报告附上。我忘了让你带冷藏器，十分抱歉。还有件事，漫游计划上也遗漏了，据说"王国"骨架里还有一个地下"秘密工厂"，请你去了解一下。祝你成功！

季编辑

铜 0.0005%

锌 0.009%

钾 0.7%

镁 0.37%

磷 12%

钙 25%

　　读完信，小悟这才想起那个淋巴细胞逗弄他的事。是呀！还有个"秘密工厂"没去呢！小悟差一点儿就要踏上归途了。去看看！

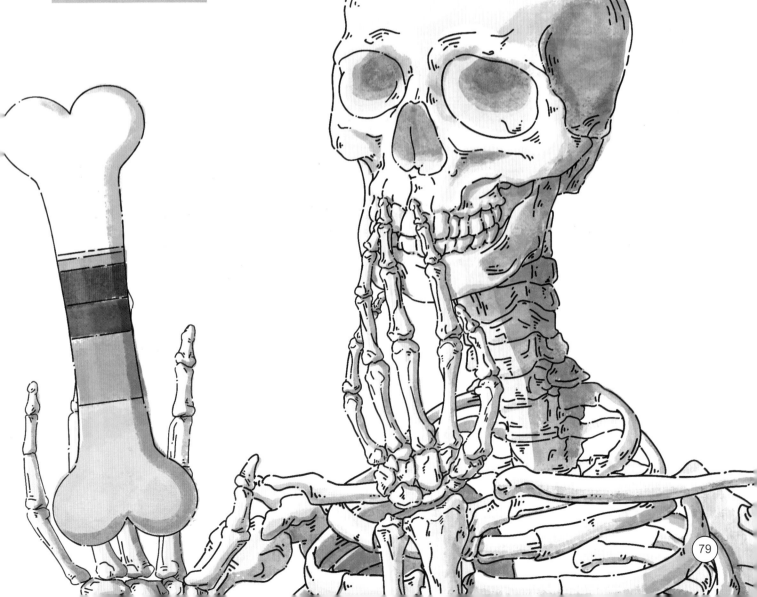

骨头里的"秘密工厂"

从哪里进入骨头里呢？小悟找了一根长骨，沿着它的四周绕了一圈，发现有几根血管"铁道"从骨头的小孔里通进去，这大概就是"工厂"的入口吧。小悟钻入小孔，像探险家一样去探索"工厂"的秘密。

"呀！骨头原来不是实心的。"

小悟开始还以为骨头应该像地下的岩石、房屋的柱子、车间的钢梁那样，是实心结构。

其实，它外面穿着一件叫作**骨膜**的外衣，刚进去时看到"工厂"的外壳，也就是**叫骨皮质的那部分还是实心的，比较坚厚**，像墙壁般把里面这座骨髓"秘密工厂"包得严严实实。可是，再进去，就来到骨髓"大车间"，这种骨髓有些像丝瓜络，也有些像空隙很大的粗海绵。骨髓里面可有趣啦！有一种叫**红骨髓**，颜色是红的，占大多数。**红骨髓上布满各种各样的细胞：**

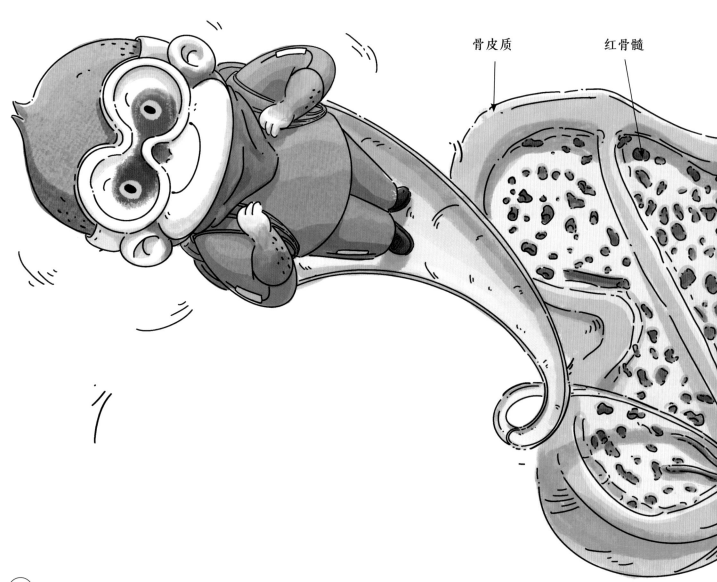

骨皮质   红骨髓

有的在长成红细胞，有的在长成白细胞，有的准备长成血小板。其中有些还十分幼稚，有些已很成熟，即将到血液"列车"里去"参军"。另外还有一种黄黄的黄骨髓，并不直接参加"生产"，而是作为红骨髓的后备力量，**支援和帮助红骨髓工作**。孙小悟了解到，血液"列车"里的"三支部队"中，红细胞一般能活 120 天，血小板只能活 3 ~ 8 天，白细胞中的粒细胞也只能活 13 天左右，只有淋巴细胞的生存时间稍长，约 100 ~ 300 天。减员的"部队"时时需要得到补充，主要**依靠骨髓这座"工厂"来制造"新战士"**，生产任务是非常繁忙的。

孙小悟了解了骨头里"秘密工厂"的内幕，感到格外高兴。

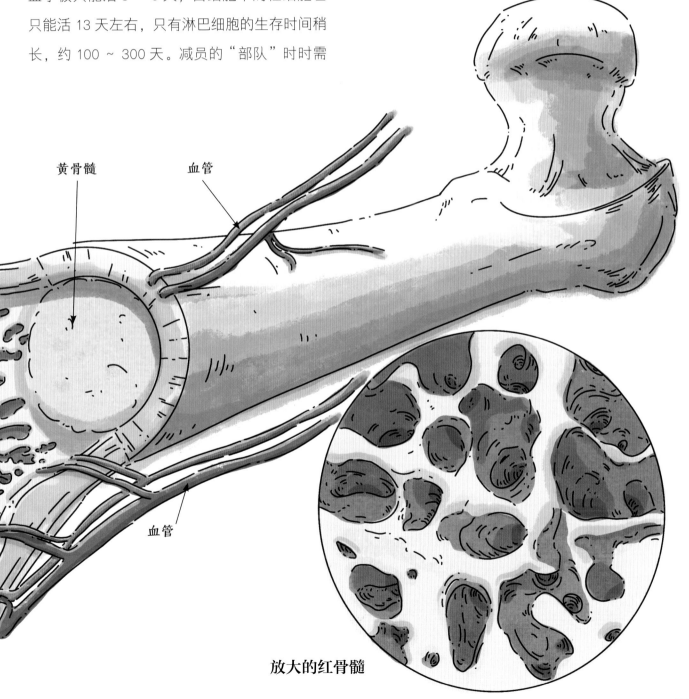

黄骨髓

血管

血管

放大的红骨髓

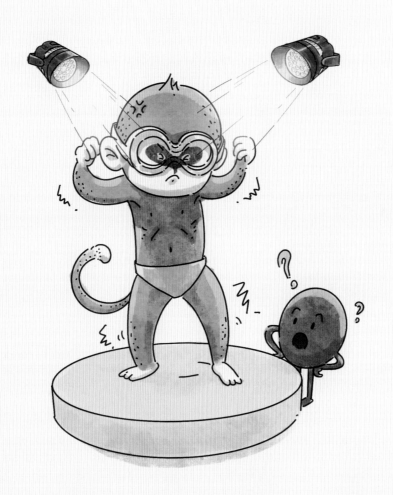

第五章

参加肌肉"现场经验交流会"

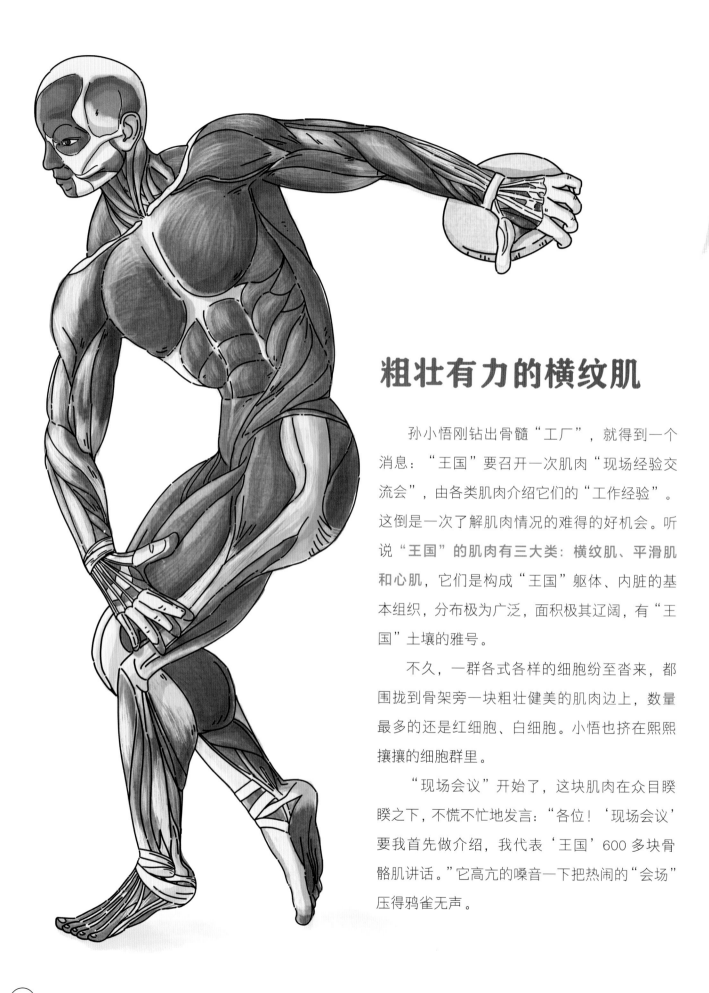

粗壮有力的横纹肌

　　孙小悟刚钻出骨髓"工厂"，就得到一个消息："王国"要召开一次肌肉"现场经验交流会"，由各类肌肉介绍它们的"工作经验"。这倒是一次了解肌肉情况的难得的好机会。听说"王国"的肌肉有三大类：**横纹肌、平滑肌和心肌**，它们是构成"王国"躯体、内脏的基本组织，分布极为广泛，面积极其辽阔，有"王国"土壤的雅号。

　　不久，一群各式各样的细胞纷至沓来，都围拢到骨架旁一块粗壮健美的肌肉边上，数量最多的还是红细胞、白细胞。小悟也挤在熙熙攘攘的细胞群里。

　　"现场会议"开始了，这块肌肉在众目睽睽之下，不慌不忙地发言："各位！'现场会议'要我首先做介绍，我代表'王国'600多块骨骼肌讲话。"它高亢的嗓音一下把热闹的"会场"压得鸦雀无声。

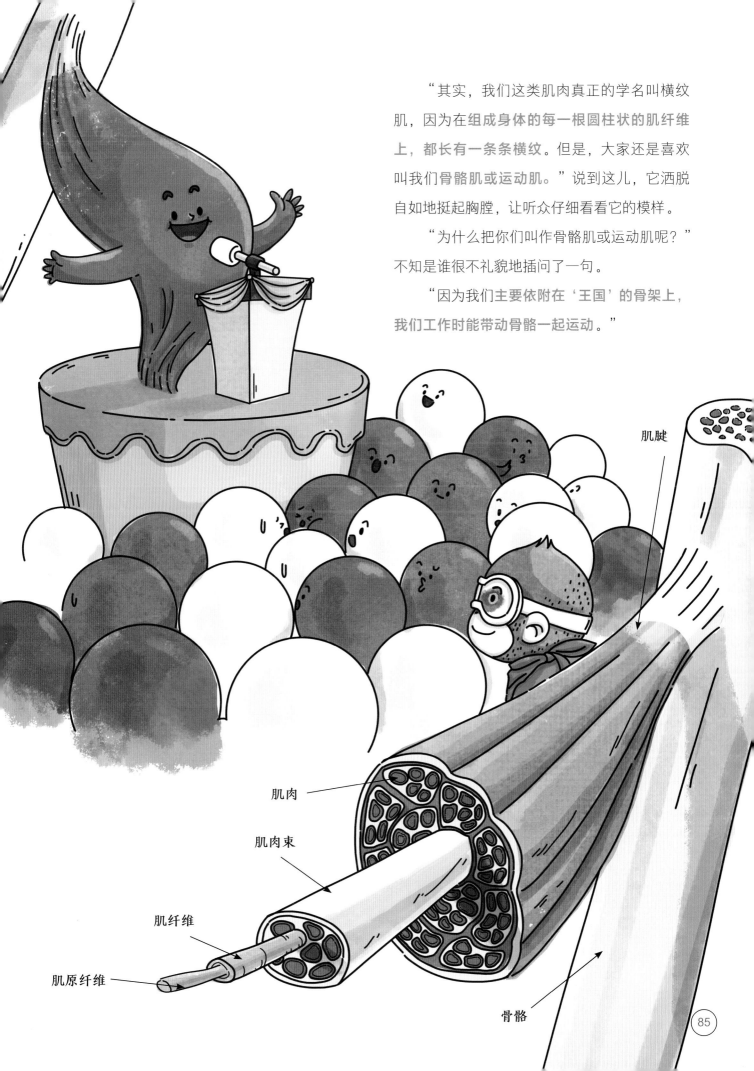

"其实，我们这类肌肉真正的学名叫横纹肌，因为在组成身体的每一根圆柱状的肌纤维上，都长有一条条横纹。但是，大家还是喜欢叫我们骨骼肌或运动肌。"说到这儿，它洒脱自如地挺起胸膛，让听众仔细看看它的模样。

"为什么把你们叫作骨骼肌或运动肌呢？"不知是谁很不礼貌地插问了一句。

"因为我们主要依附在'王国'的骨架上，我们工作时能带动骨骼一起运动。"

肌腱

肌肉

肌肉束

肌纤维

肌原纤维

骨骼

"为什么有人还叫你们为随意肌？"还是刚才那个声音在问。

"哦！我忘了介绍这个名称。我们**这类肌肉可以服从'王国'意志的支配**，例如想举手，就命令上肢肌肉工作，想踢腿，就嘱咐下肢肌肉收缩。"

"请您介绍经验吧！"听众齐声要求道。

"我们多达600多块，各有各的用处。有的帮助'王国'肢体弯曲，有的帮助它伸直，还有一些分布在面部的小骨骼肌，便于'王国'表演喜、怒、哀、乐等各种表情……但是，大家不要以为我们都是'独行其是'的，我要介绍的经验就是互相帮助，协同工作。团结就是力量嘛！每逢大家团结的时候，力量可大啦！"

"有多大力量呀？"又不知是谁在问。

"当'王国'上肢、腹部、腰部等肌肉协同工作时，可以使'王国'提起几十千克的重量。当两侧下肢肌肉齐心协力，再加上腰部、腹部肌肉的配合，足球运动员可以把一个大足球踢到几十米远……"

"举重运动员举起那么大的重量，也是你们在起作用吗？"小悟也忍不住问了一句。

"没错！举重运动员的骨骼肌经过训练，特别发达。"

"这么说，你们还能训练？"

"**经常劳动和体育运动，能使我们格外粗壮有力**。讲个故事吧！'王国'的两侧大腿上各有一块叫作缝匠肌的小兄弟，为什么叫它们

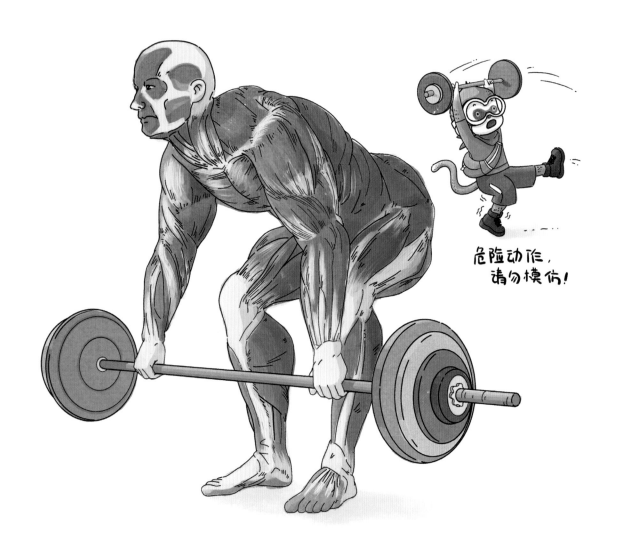

危险动作，
请勿模仿！

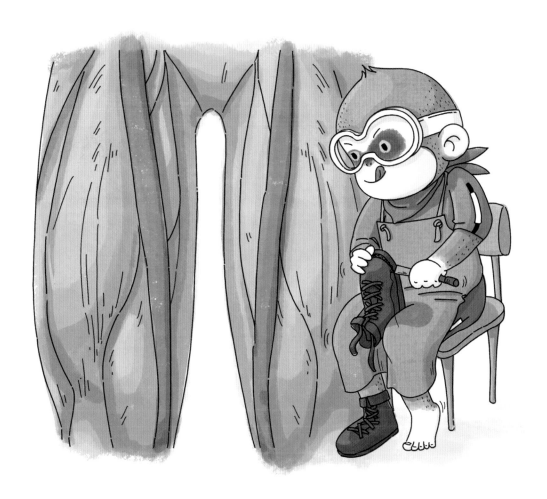

缝匠肌

缝匠肌呢？听人家说，古代解剖学家进行解剖时发现，大部分人体'王国'的这两块肌肉并不发达，只有个别人的显得特别粗壮。后来，解剖学家了解到，这几个人生前都是缝鞋匠，他们经常要用两腿紧夹着鞋子，所以这两块肌肉就与众不同。"这块横纹肌绘声绘色地讲完这个故事，把自己的身子收缩了一下。它收缩时，小悟感觉到了一股像心脏收缩那样的电流。小悟心想，把它叫作肌电，一定不会错。

只听那块横纹肌又继续讲道："**我们的工作是由神经'司令部'指挥的**，我们不能擅自轻举妄动。工作久了，我们也要休息。不然，就会感到疲劳。"

"有人过度劳动或者运动量太大，肌肉会感到酸痛，这大概就是你们疲劳了吧？"小悟自信地问道。

"是的，**我们努力工作时，需要消耗氧气和养料，同时也会产生一种叫作乳酸的物质。过度工作，氧气会供不应求，乳酸积聚过多，就会发生酸痛。**"

这块横纹肌还在不断高谈阔论，而且边说边表演。小悟略加思索，把横纹肌的好经验归纳并记录下来：

横纹肌：粗壮有力，负责运动，互相协作。

温和文雅的平滑肌

孙小悟随着细胞群深入到一根粗大的血管壁里，抬头一看，也是一组肌肉，样子比横纹肌瘦弱、苗条，仪表娴雅，不像横纹肌那样粗犷。构成它们身体的梭形的肌肉纤维光滑平整，没有横纹。孙小悟心想，这大概就是平滑肌。

"各位！刚才横纹肌大哥把它们的工作经验向大家做了介绍，我们平滑肌实在没有什么好谈的。"不出所料，它就是平滑肌，在大庭广众面前还有些腼腆。

"我们分布在'王国'的内脏上，例如血管壁、胃壁、肠壁、膀胱和子宫内等，帮助这些器官运动。"

"怎么，这些器官也要运动？"一个红细胞问道。

"血管是血液'列车'的'铁道'，并帮助'列车'开动，胃、肠要运输食物，膀胱要排出尿液，子宫要分娩孩子，怎么不用运动呢？"平滑肌笑眯眯地回答。

"我们收缩，不像横纹肌那样力量大，比较柔和，一般是慢条斯理地进行。要不然，也像横纹肌那样强有力地收缩，如果是肠子，就会出现剧烈翻滚，'王国'能受得了吗？"这块平滑肌饶有风趣地举了个例子。

"不过，也有强烈收缩的时候，例如子宫分娩孩子时，我们需要竭尽全力地工作，才能帮助孩子生出来。万一肠子不通时，我们也要使尽九牛二虎之力，把食物运输过去。所以，如果发生肠梗阻，我们便收缩得很厉害，'王国'就会肚子痛。"

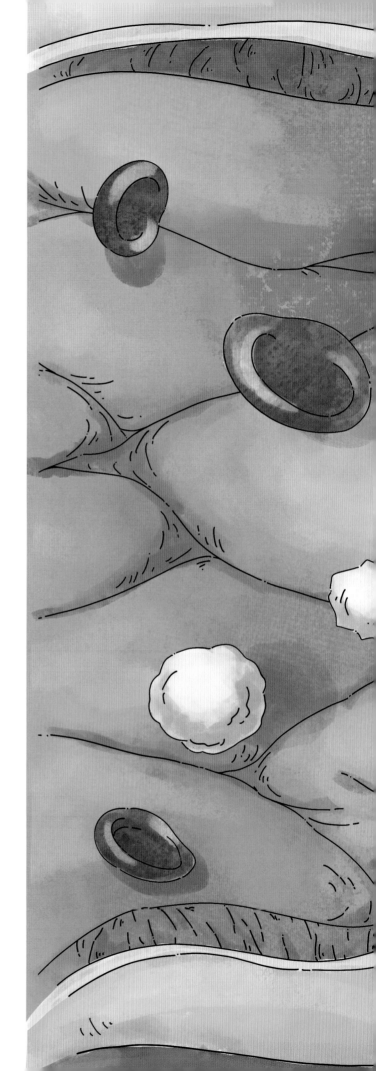

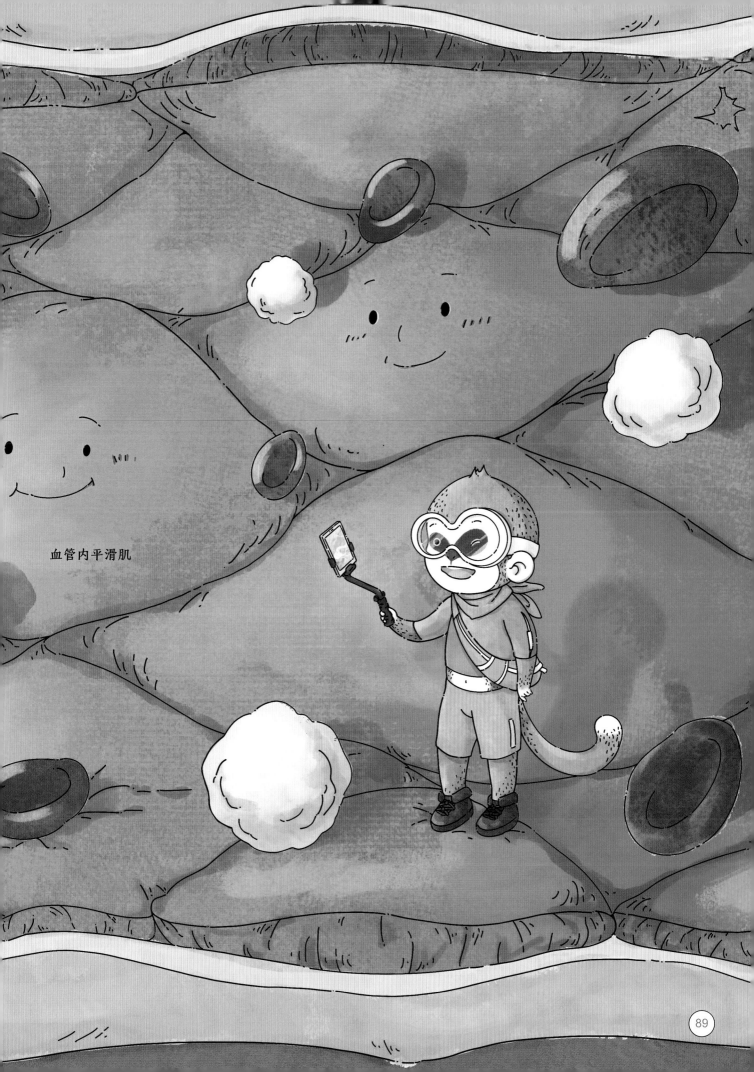

血管内平滑肌

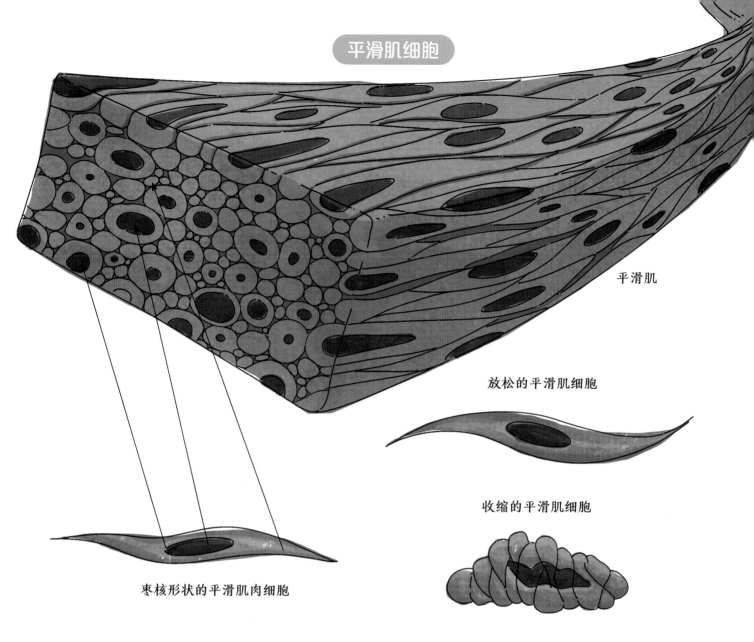

平滑肌细胞

平滑肌

放松的平滑肌细胞

收缩的平滑肌细胞

枣核形状的平滑肌肉细胞

这块平滑肌说到这儿，柔和地收缩了一下，使它所处的血管微微地出现一次运动。收缩时也有极微弱的一股电流，因为太弱，所以孙小悟并没感到怎样。

"横纹肌有一条好经验：不管分布在哪里，往往是互相配合工作。我们却常常单独行动：血管平滑肌只管血管的事，胃肠平滑肌也不去干涉子宫、膀胱的工作。"

"你们是坚守岗位，各尽其责呀！"又是之前那个红细胞在大声嚷嚷。小悟觉得它这句话很有价值，就在手机备忘录上记录下平滑肌的主要经验：

平滑肌：温和文雅，坚守岗位，各尽其责。

这块平滑肌接着说：

"**我们属于不随意肌，也就是不受意志支配**。没有人能命令自己的胃收缩或放松，或者命令肠子停止活动。但我们还是受神经'司令部'发出的两根神经'通信干线'的控制。"

"什么通信干线？"

"交感神经与副交感神经。这个问题说来话长，不是我发言的范围了。"

这可是两个新鲜名称！小悟暗想：暂且记下再说，待我考察神经"司令部"时再搞个水落石出。

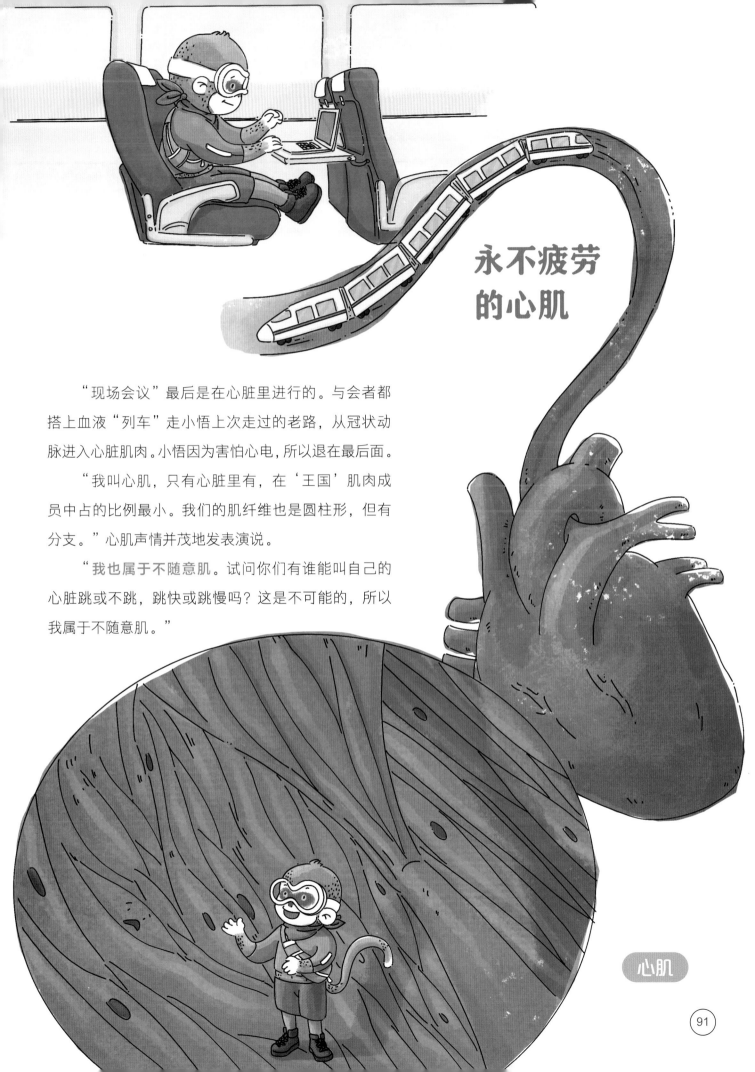

永不疲劳
的心肌

"现场会议"最后是在心脏里进行的。与会者都搭上血液"列车"走小悟上次走过的老路，从冠状动脉进入心脏肌肉。小悟因为害怕心电，所以退在最后面。

"我叫心肌，只有心脏里有，在'王国'肌肉成员中占的比例最小。我们的肌纤维也是圆柱形，但有分支。"心肌声情并茂地发表演说。

"我也属于不随意肌。试问你们有谁能叫自己的心脏跳或不跳，跳快或跳慢吗？这是不可能的，所以我属于不随意肌。"

心肌

"我也像平滑肌那样，受到交感神经与副交感神经的支配，同时自己还有一套自动控制'装置'……"心肌滔滔不绝地讲道。

在心肌表演心脏的收缩与放松时，小悟突然想到，横纹肌收缩时间一久就会疲劳，平滑肌也要收缩后停下来休息，为什么唯独心肌能一辈子不停地跳动呢？

原来，**心脏是收缩一下，放松一下，收缩时心肌在工作，放松时心肌在休息，劳逸结合得非常好**，这一点小悟在考察心脏时就已有了了解，现在又有了进一步的验证和认识。

对于心肌这样好的一条经验，应该怎样总结记录呢？还是写首打油诗吧！

心肌真正巧，节律实在妙。

亿万次跳动，劳逸结合好。

旁边的一个血小板看到了小悟写的诗，忽然凑过来说："你这样夸奖心肌，未免太过分了吧？"

"一点儿也不过分！"小悟辩解道，"我问你：一个人的心脏平均每分钟跳动 75 次，以他活到 80 岁来计算，他这一辈子心脏一共跳多少次？"

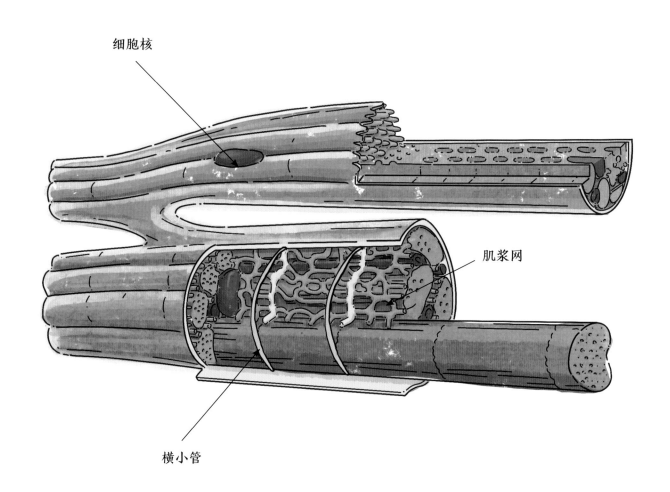

细胞核

肌浆网

横小管

心肌细胞

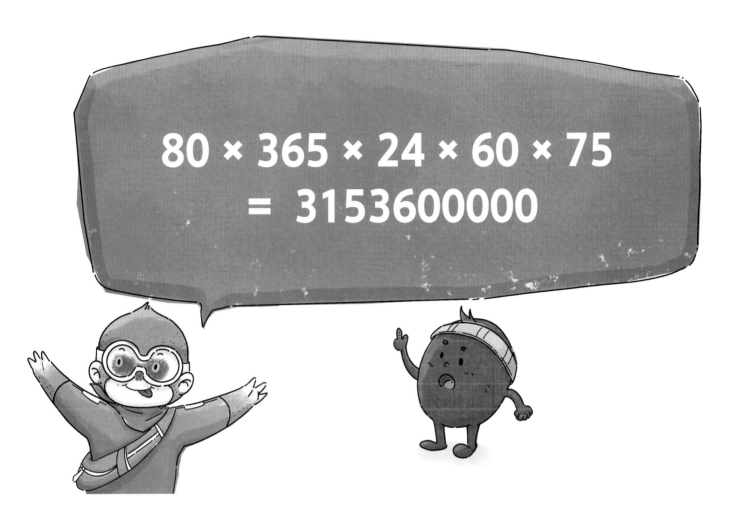

血小板反复演算，还是算不清楚。

小悟笑着说："其实很简单呀。你先把 80 年换算为分钟，再乘以 75 次就是了。"

在小悟的启发下，血小板写出一个算式：

80×365×24×60×75 = 3153600000

"一辈子要跳动 30 多亿次呢！"血小板看到答案，惊讶地点了点头，"看来心肌确实很厉害啊！"

肌肉"现场经验交流会"在临近中午时结束，会上的三个肌肉发言时都提到了神经"司令部"的控制，这让孙小悟觉得非常好奇。

于是，他决定不顾风餐露宿的艰苦，尽快去拜访这个"王国"的"首府"。

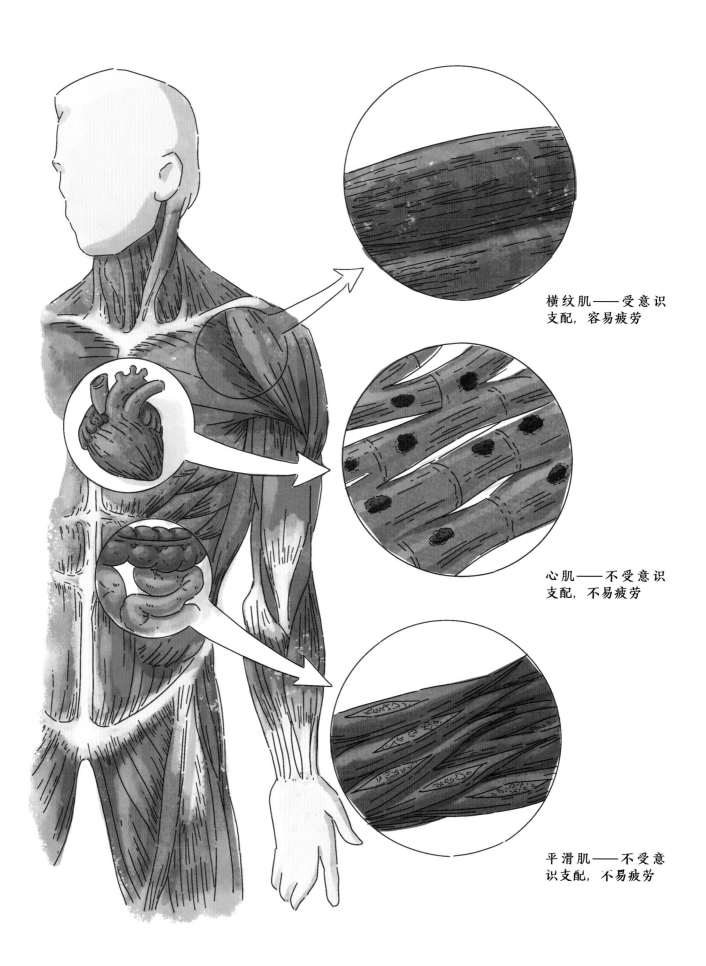

横纹肌——受意识
支配，容易疲劳

心肌——不受意识
支配，不易疲劳

平滑肌——不受意
识支配，不易疲劳

第六章

拜访神经"司令部"

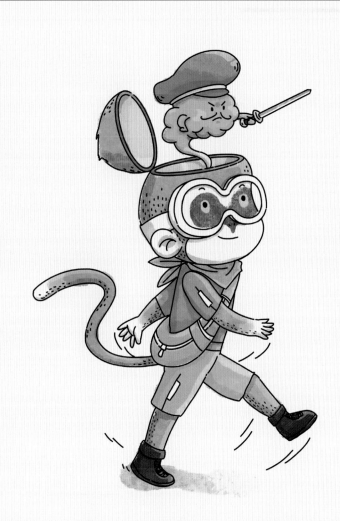

最高"司令部"的内幕

"王国"的"首府"，也就是最高"司令部"，设在头颅内大脑表面的那层组织里，所以又称大脑皮层。它主宰着"王国"的一切活动，通过记忆、思维、综合、分析等手段赋予"王国"智慧与技能。

接下来，孙小悟就要去拜访这个神奇的"设施"了。

他来到大脑旁眺望，只见左右两半大脑合在一起，是一座半球状的巨大建筑，外形有点儿像被称为"鸟巢"的国家体育场。

"这座大楼的外观真是奇特呀。"当小悟向大脑走去时，为眼前出现的景象惊叫起来。百闻不如一见，那仿佛是由许多小房间组成的一座大楼，大楼里房间叠着房间。这奇特的构造使整个大脑皮层的表面积达 2200 平方厘米。

小悟走进大脑皮层，因为脚下的脑组织很娇嫩，小悟生怕损伤它们，所以走起来小心翼翼的。小悟心想，这里这么大，要有一位向导就好了，可是大脑皮层里所有的神经细胞都在紧张地工作，没有一个闲着，小悟只好独自行走。

大脑皮层简直是个庞大的"指挥中心"，共由 140 亿个神经细胞组成，平均厚度 2.5 毫米。根据工作需要，有规则地划了许多职责区域。某一区域里的一群神经细胞共同负责某一件事，它们就是这件事的最高"司令部"。

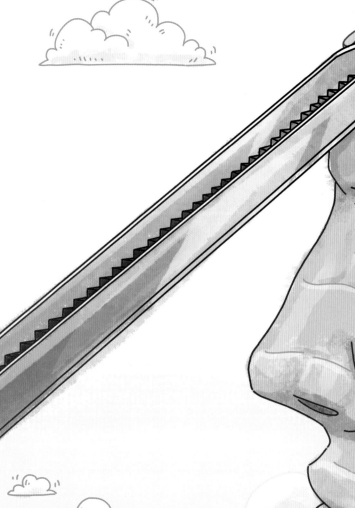

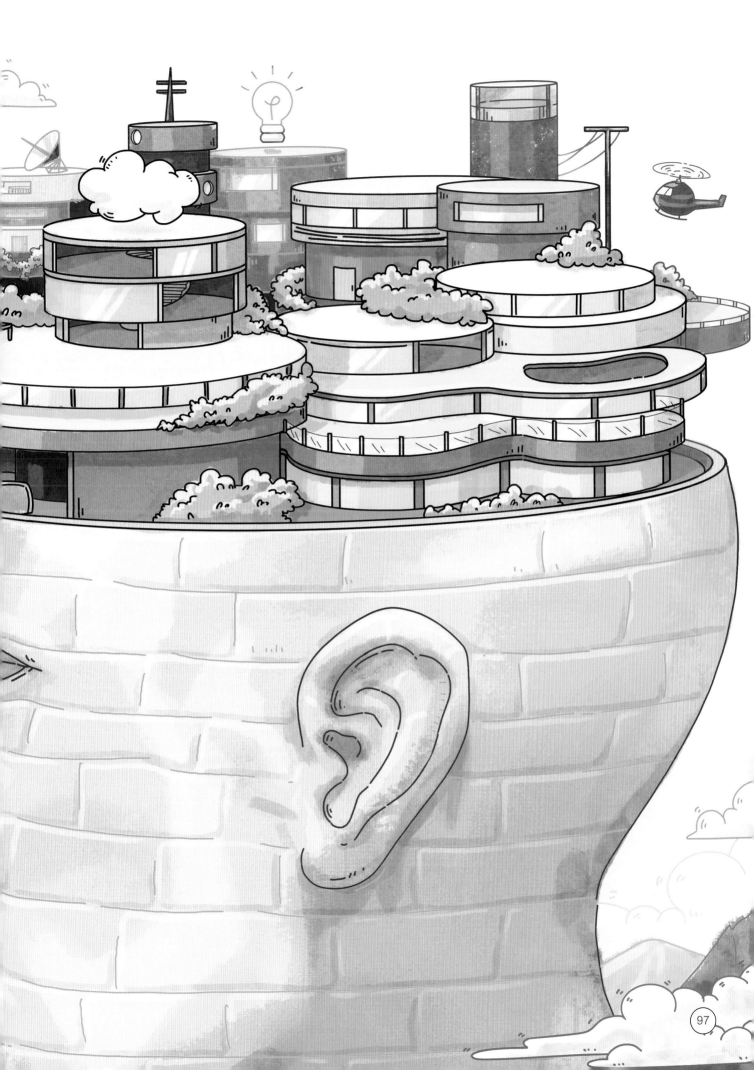

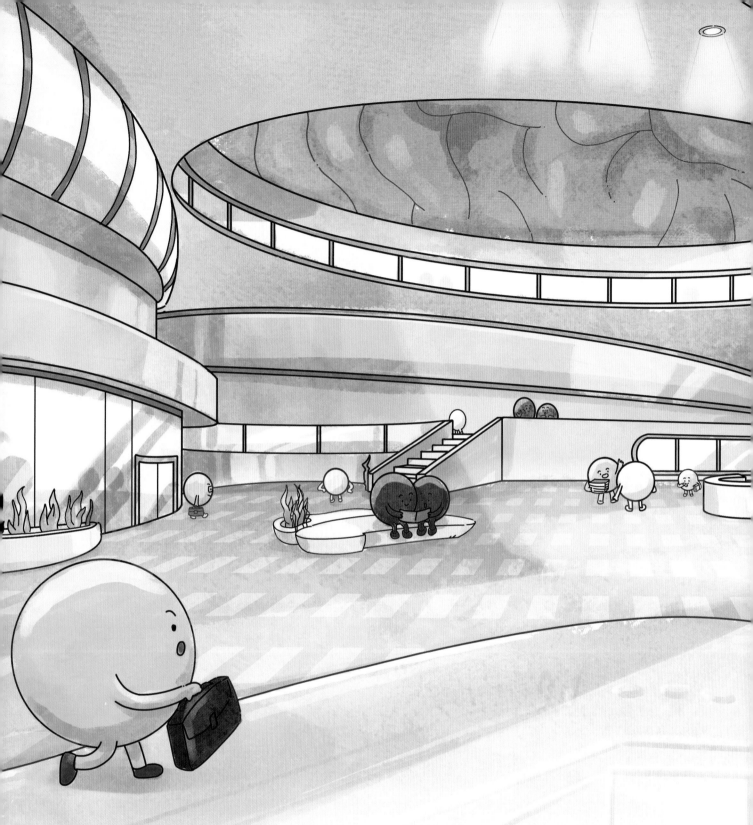

　　有的神经细胞专门管运动，叫作运动"司令部"；有的神经细胞管感觉，称为感觉"司令部"；有的神经细胞管听觉，也有管视觉、嗅觉的；另外，还有一些神经细胞负责管理语言、文字……分工非常细致。运动或感觉"司令部"里的神经细胞还有更精细的分工，这部分神经细胞管这类运动与感觉，那部分神经细胞管那类运动与感觉。例如，管手部运动的有专门的神经细胞，管腿部运动的又有另一些神经细胞。当然，管触觉有触觉"司令部"，管冷觉或热觉又各有另一套"司令部"，真是不胜枚举。

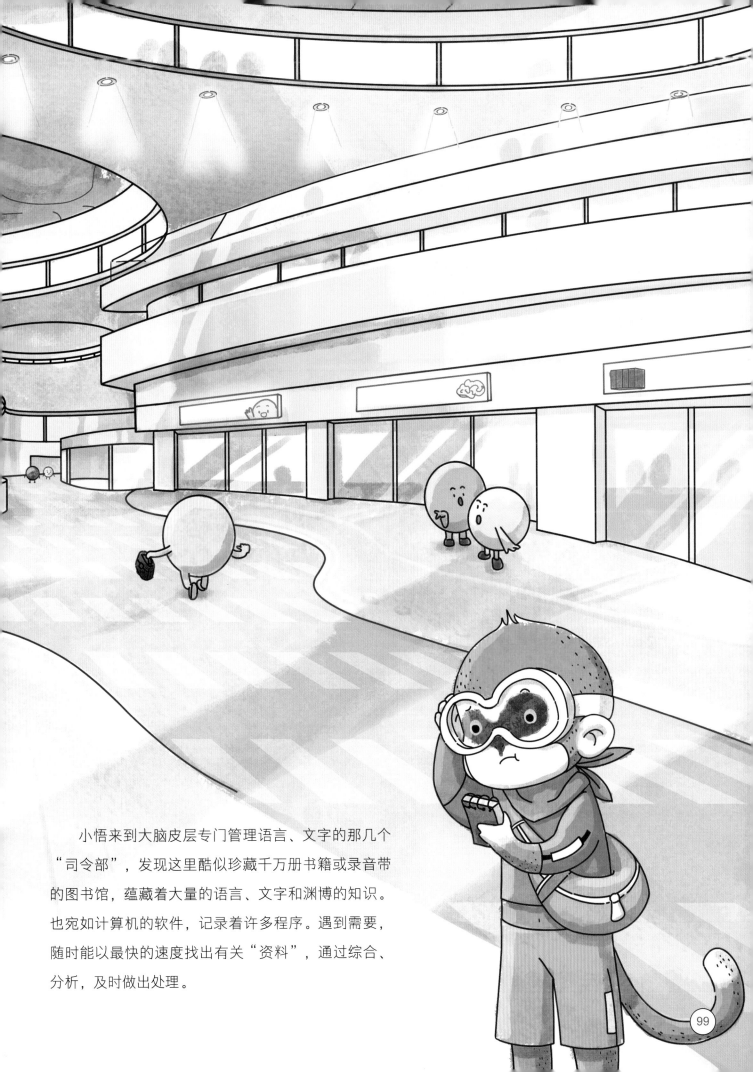

小悟来到大脑皮层专门管理语言、文字的那几个"司令部"，发现这里酷似珍藏千万册书籍或录音带的图书馆，蕴藏着大量的语言、文字和渊博的知识。也宛如计算机的软件，记录着许多程序。遇到需要，随时能以最快的速度找出有关"资料"，通过综合、分析，及时做出处理。

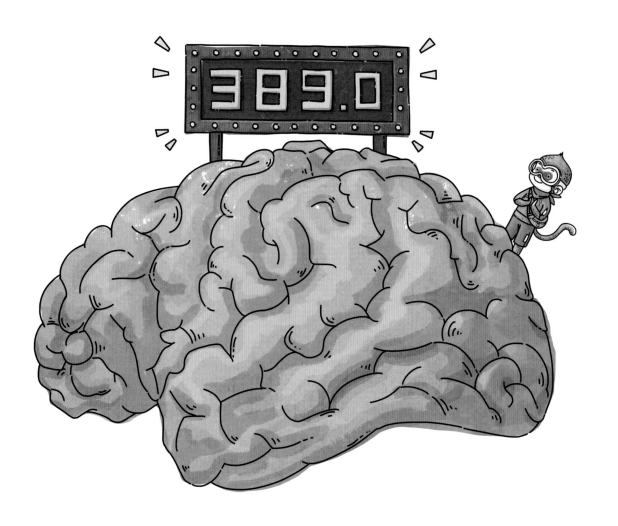

那么，这些"司令部"里丰富的资料是从哪里来的呢？是天生就有的吗？不，据说它们是人体"王国"通过平时的工作、学习、阅读、背诵、训练等途径，日积月累积攒起来的。每一句话、每一个字、每一条经验就好像一个"烙印"，在所属的神经细胞上打上一个"印记"。反复使用的语言、文字或经验，这个"印记"就特别鲜明和深刻，也就不容易忘记。很少使用的语言、文字或经验，"印记"就很模糊，也就容易忘记。

小悟想看看它们是怎样工作的，便凑过去问一个正在工作的神经细胞："请问如果出一道算术题，例如372+17，你们是怎样运算的？"

这个神经细胞用手指指身旁专门管理计算的那组神经细胞说："不用我回答，你看看他们的工作就知道了！"

也许是小悟的问题太简单了，那组管计算的神经细胞听清算题后哄然大笑，然后叽里咕噜地议论起来。

"3是我！"管数字"3"的神经细胞先叫起来。

"7是你！"又一个神经细胞指指管"7"字的神经细胞。"2、1和加号来了吗？"

"来了，这儿呢！"有神经细胞叫道。

"那好！加一下就好了嘛！"

几个与算题有关的神经细胞一阵商议，最后管加号的神经细胞发出相加的指令，接着它大声叫道："需要8、9两个数字！"

"来了！"管8与9的神经细胞立刻跑来。

相加完毕，它们通知管理语言的"司令部"，后者轻松地读出了答案："得数是389！"

这一切都是在瞬间完成的！

"真厉害呀！简直是一台电子计算机。"小悟大为惊奇。他以前看到过许多电子计算机，它们依靠贮藏在机器里的运算程序指令，也是这样计算的。

"什么？我们像电子计算机？"那几个刚演算完毕的神经细胞有些不高兴。

另一些负责演算的神经细胞凑过来说："你错了！应该说电子计算机像我们。要知道，**再高级的电子计算机也是人体'王国'创造的。**"

"对！对！是电子计算机像你们。"小悟立刻纠正了自己刚才说的话。

告别它们后，小悟又来到管理感觉与运动的"司令部"。他挖空心思地设计了一个考察它们本领的办法，故伎重演，拔根毫毛，吹口气，那个与自己一模一样的孙小悟又来到他的面前。

"主人！您又叫我了！"

"你马上出去，变只蜜蜂，刺一下人体'王国'的面部，我在这里看看这几个'司令部'是怎样处理的。"

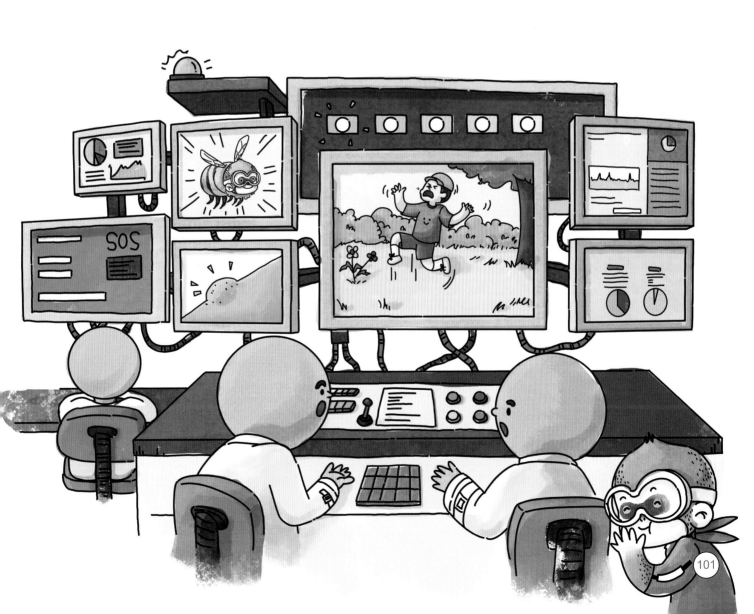

"遵命！"

他走后，小悟目不转睛地密切注视着各个"司令部"。突然，平静的"司令部"里变得非常热闹，只听见感觉"司令部"里管面部痛觉的神经细胞接二连三地大声叫嚷道："痛！痛极了！"

"从感觉神经传来'讯号'，我感到这是一种刺痛。"

"对！对！一定有什么东西在叮咬面部。"

这时，管视觉的"司令部"里也发出叫声："看到了，是一只蜜蜂！"

"赶快通知运动'司令部'！"

管理运动的"司令部"接到感觉"司令部"发来的通知，进行了一番讨论：

"叮在哪里？哦！右侧面部。"

"命令右手的肌肉紧急动员，努力扑打，把它消灭。"

管右手运动的"司令部"通过运动神经传递命令后不久，"啪！""王国"外面传来了一两下拍打声。

这一切又都是在瞬间完成的，小悟心想，我那根乔装的毫毛估计完蛋了。

"主人！好险呀！算我眼明腿快，要不然，就见不到您啦！"没想到这个机灵鬼居然平安无恙地逃了回来。小悟笑了笑，作法收回毫毛。

大脑皮层又恢复了宁静，小悟暗暗为它们这种高度灵敏和全能的智慧而赞叹。看来，它们的智能是无穷无尽的。不是吗？**整整 140 亿个神经细胞，倘若真正发挥每一个神经细胞的威力，还有多大的潜力可以挖掘呀！**

错综复杂的神经"通信网"

离开大脑皮层时，一个神经细胞送给了小悟一份"王国"神经"司令部"成员的"花名册"和一张"神经通信线路表"。

小悟随手翻开"花名册"，兴致勃勃地读完这份名单，便开始顺序参观。

其实，神经"司令部"除大脑皮层外，还有好几个成员，它们各有各的形状，也各有各的"职责"。

概括地讲，这些成员每个还分设一些"司令部"，负责管理更细分的工作。

神经"司令部"成员名单

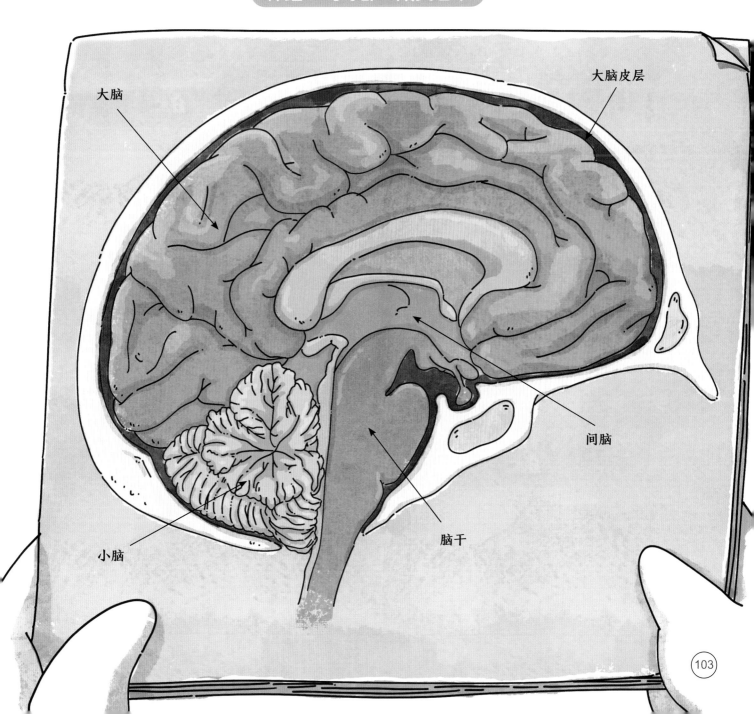

大脑

大脑皮层

间脑

脑干

小脑

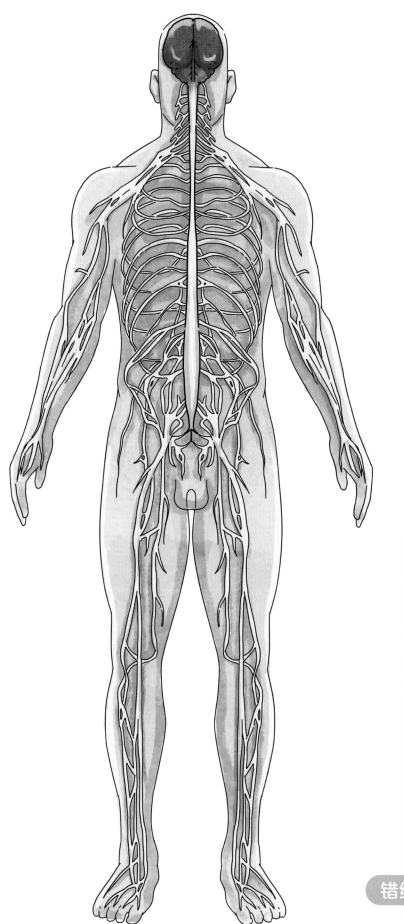

　　"花名册"上列举的职责，
不过是它们担负的主要方面，实
际任务远非这些。另外，这些成
员又都是向大脑皮层最高"司令
部"来回传递各种"消息"的必
经之路，里面布满名目繁杂的"通
信线路"，所以在"王国"各地
与"王国首府"的联系上起着承
上启下的作用。

　　在观赏各部分神经"司令部"
时，小悟发现它们中间还有许多
"房间"，名叫"脑室"。里面
流动着一种叫脑脊液的液体，这
是神经"司令部"独有的交通工
具，能帮助运输大脑、脊髓需要
的养料和排出的废物。

　　小悟为全体神经"司令部"
成员画了两张像，接着又去看那
张"神经通信线路表"。只见上
面勾画着"王国"主要神经的来
龙去脉：

错综复杂的神经"通信网"

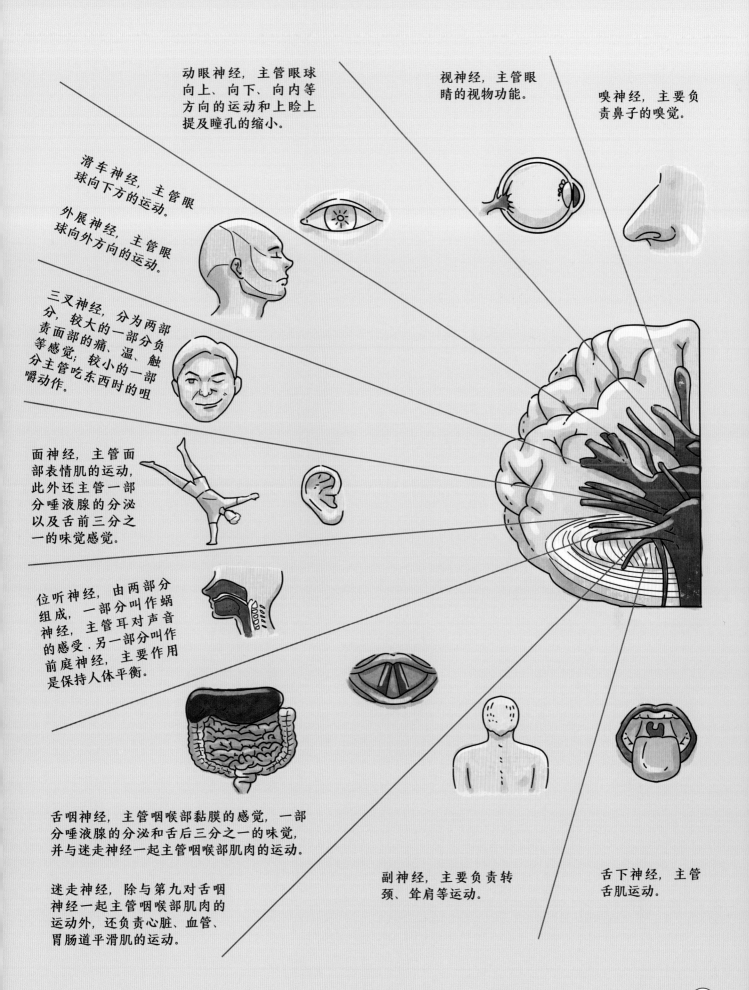

动眼神经，主管眼球向上、向下、向内等方向的运动和上睑上提及瞳孔的缩小。

视神经，主管眼睛的视物功能。

嗅神经，主要负责鼻子的嗅觉。

滑车神经，主管眼球向下方的运动。

外展神经，主管眼球向外方向的运动。

三叉神经，分为两部分，较大的一部分负责面部的痛、温、触等感觉；较小的一部分主管吃东西时的咀嚼动作。

面神经，主管面部表情肌的运动，此外还主管一部分唾液腺的分泌以及舌前三分之一的味觉感觉。

位听神经，由两部分组成，一部分叫作蜗神经，主管耳对声音的感受，另一部分叫作前庭神经，主要作用是保持人体平衡。

舌咽神经，主管咽喉部黏膜的感觉，一部分唾液腺的分泌和舌后三分之一的味觉，并与迷走神经一起主管咽喉部肌肉的运动。

迷走神经，除与第九对舌咽神经一起主管咽喉部肌肉的运动外，还负责心脏、血管、胃肠道平滑肌的运动。

副神经，主要负责转颈、耸肩等运动。

舌下神经，主管舌肌运动。

-> 脑神经（12 对）：也叫颅神经，从大脑各"司令部"发出。大多通向"王国"头部各处，也有个别通向"王国"的内脏。

小悟沿着各条"线路"看了一下，发现它们都是左右成对的，且主要分布于头面部。

12 对脑神经都有"姓名"：管理嗅觉的叫嗅神经；操纵视觉的叫视神经；控制眼球活动的叫动眼神经，还有滑车神经和外展神经；负责面部感觉和咀嚼肌活动的是三叉神经；指挥面部表情肌肉和舌部味觉的是面神经；接受听觉的是位听神经；主持喉咙、舌头感觉与运动的是舌咽神经与舌下神经；调节头部、肩部肌肉活动的是副神经；还有一根叫作迷走神经，它除了参与喉咙部的感觉与运动，竟然还跑遍"王国"大部分内脏器官，干涉它们的功能。

这 12 对脑神经又可以分为三大组：

嗅神经、视神经、位听神经属于感觉神经；

动眼神经、滑车神经、外展神经、副神经、舌下神经属于运动神经；

三叉神经、面神经、舌咽神经、迷走神经属于混合神经。

-> 脊神经（31 对）：从脊髓发出，分布在"王国"躯干与四肢。其中颈神经 8 对，胸神经 12 对，腰神经 5 对，骶神经 5 对，尾神经 1 对。

31 对脊神经布满"王国"的躯体与四肢。每对脊神经都包括感觉与运动"通信线路"：感觉"线路"把来自皮肤、肌肉等"地区"的"消息"传到各个"司令部"；运动"线路"反过来将神经"司令部"的"命令"送到有关肌肉，指挥肌肉进行工作。

-> 植物神经：（交感与副交感神经）从脊髓与脑干发出，通到"王国"内脏、血管和各类腺体结构。

为什么人体"王国"内会有"植物"神经呢？带着这个疑问，小悟跑回大脑皮层专管各类知识贮藏的那部分区域查阅资料，在一份"资料"上读到这样的说明："植物神经的功能是指挥'王国'内脏器官工作，例如心脏跳动、血液'列车'飞奔、肺脏的气体交换、胃肠的营养吸收等。尽管植物没有心脏或肺脏，但也有液体和气体的交换以及吸收养料的本能。因为植物神经从事的工作酷似植物的这些本能，所以取名为植物神经。"

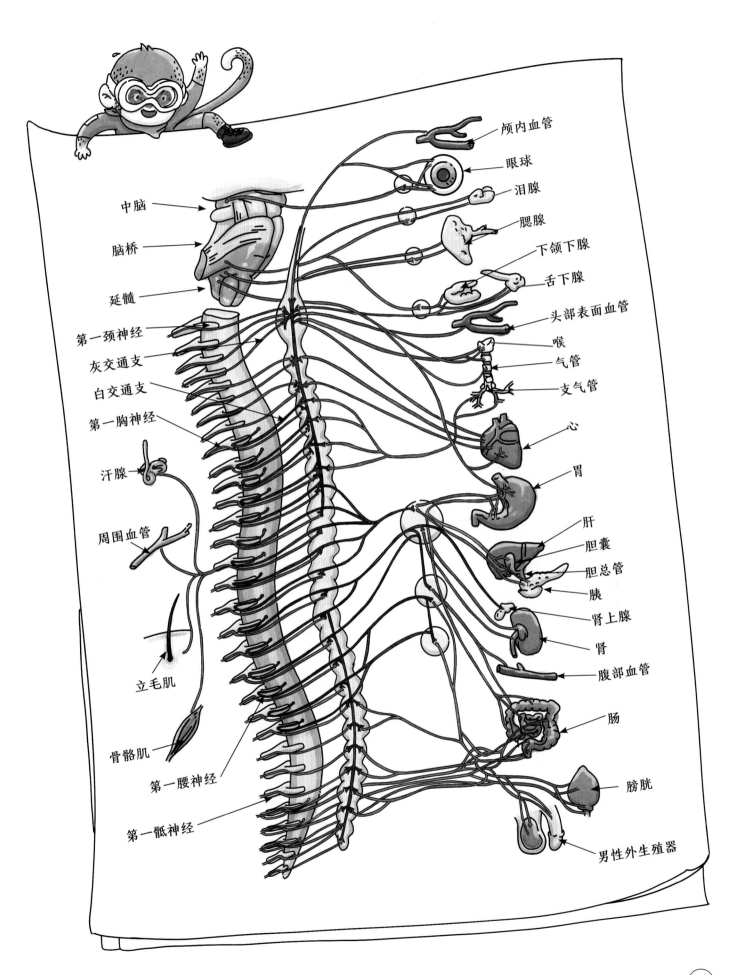

当小悟再回到由脑干和脊髓发出的交感神经与副交感神经这两根植物神经上时，只见它俩在分别表演技能：

交感神经发出工作的"命令"，心跳就加快，支气管也扩张，胃肠道和膀胱的平滑肌放松……**当机体处于紧张活动状态时，交感神经活动起着主要作用。**

副交感神经发出工作的"命令"，心跳就减慢，支气管也收缩，胃肠道和膀胱等平滑肌收缩……**副交感神经系统主要维持安静时的生理需要，多数扮演休养生息的角色。**

这时，小悟才记起那份"资料"上还有这样几句话：

"植物神经系统中的交感神经与副交感神经是一对互相对杭的神经，人体'王国'许多内脏器官的功能，就是在这对互相矛盾的神经支配下**互相配合，互相制约，求得统一与协调。"**

小悟终于弄清楚交感神经与副交感神经是怎么回事了。

简直不可思议，人体王国的神经"通信网"是如此地错综复杂，又是如此地巧妙与超群绝伦！

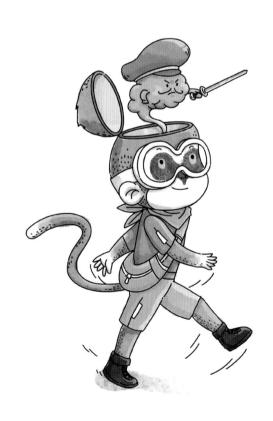

神经"线路"里的秘密

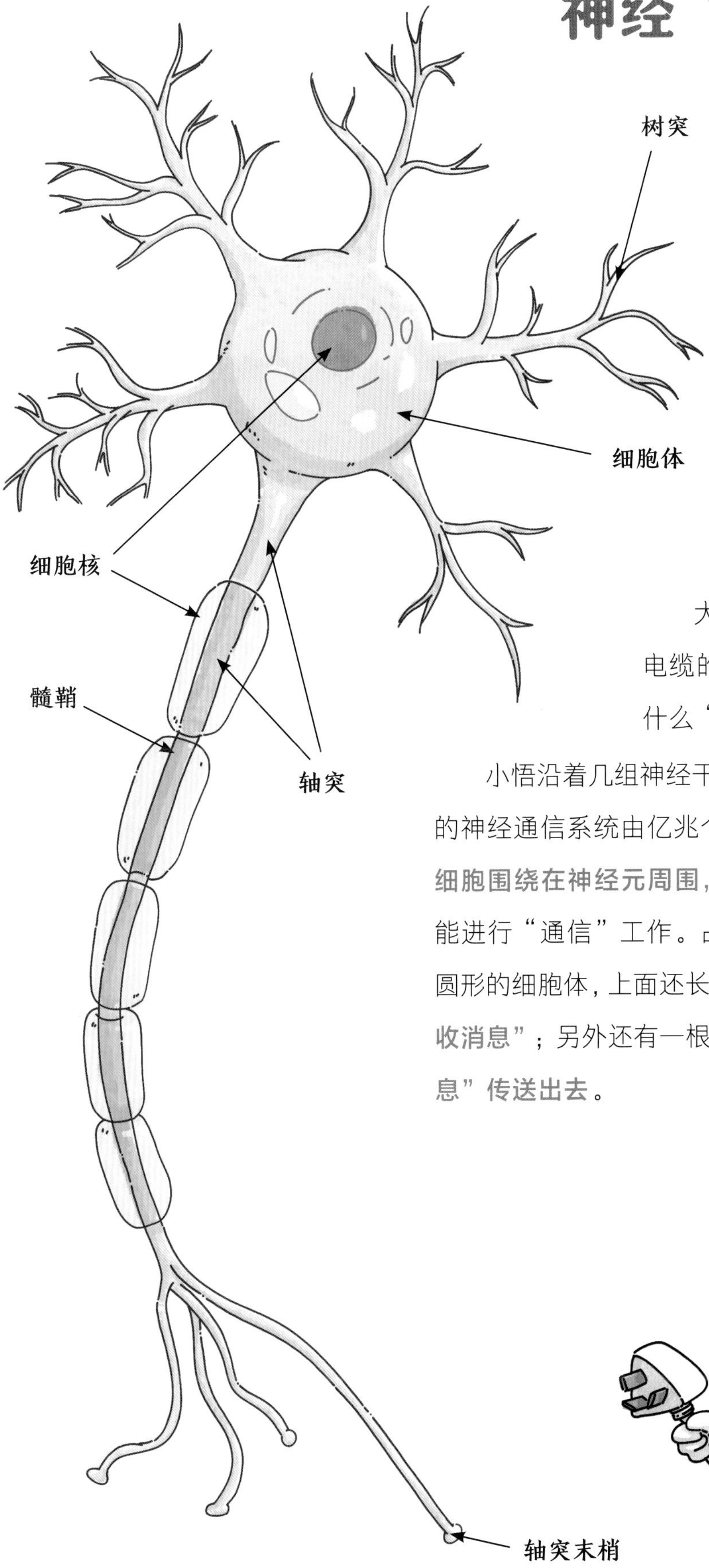

树突

细胞体

细胞核

髓鞘

轴突

轴突末梢

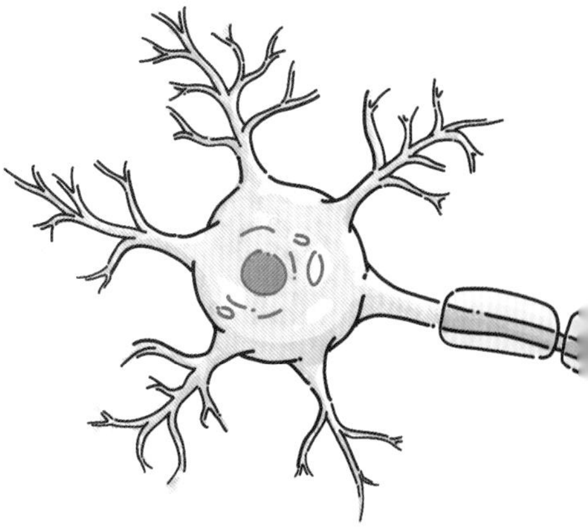

大家都知道，铜、铝等金属是制造电线、电缆的材料，那人体"王国"的神经线路是由什么"制成"的呢？

小悟沿着几组神经干线对神经线路进行考察，发现整个"王国"的神经通信系统由亿兆个神经元和神经胶质细胞组成。神经胶质细胞围绕在神经元周围，起着保护、营养和修补的作用，它们不能进行"通信"工作。占主要比例的神经元长相奇特，包括一个圆形的细胞体，上面还长着许多树枝状的突起，叫作树突，专门"接收消息"；另外还有一根，有长长的"尾巴"，称为轴突，能将"消息"传送出去。

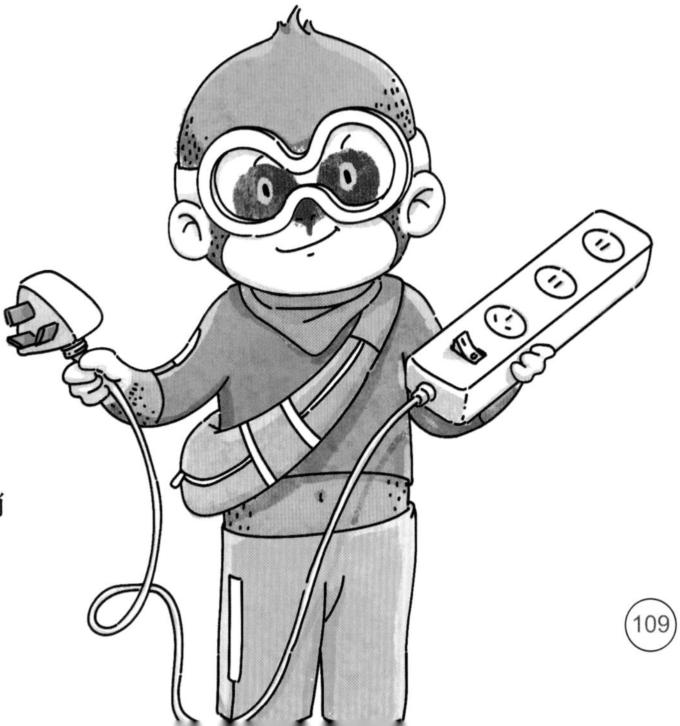

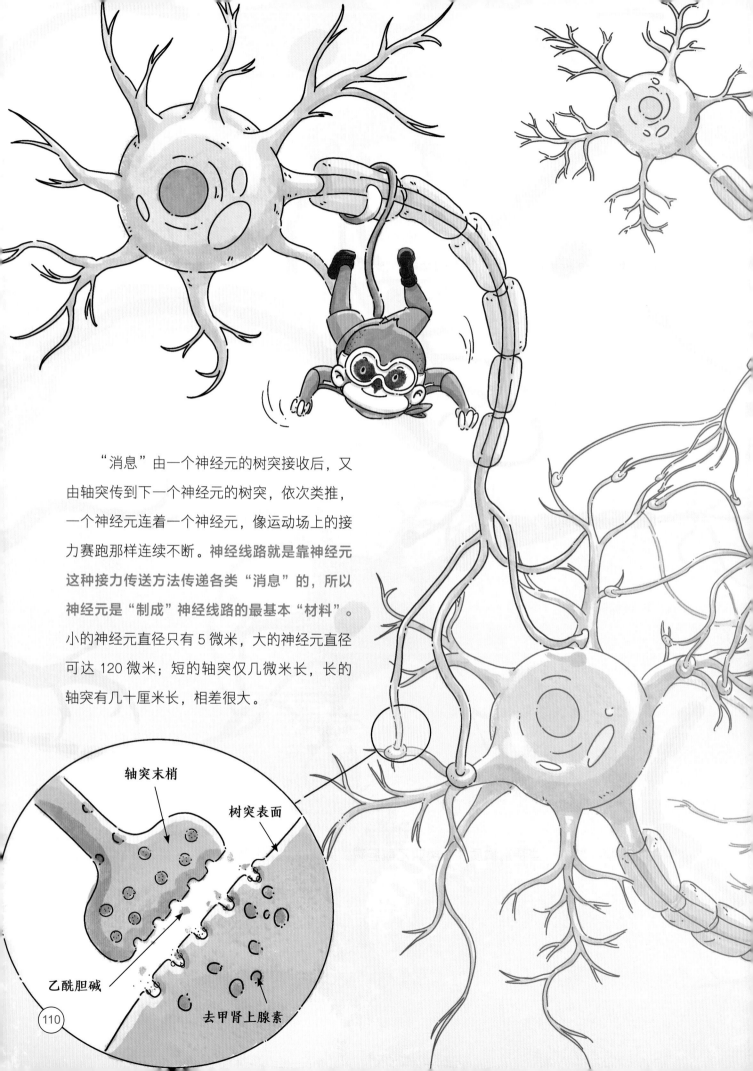

　　"消息"由一个神经元的树突接收后，又由轴突传到下一个神经元的树突，依次类推，一个神经元连着一个神经元，像运动场上的接力赛跑那样连续不断。**神经线路就是靠神经元这种接力传送方法传递各类"消息"的，所以神经元是"制成"神经线路的最基本"材料"。**小的神经元直径只有 5 微米，大的神经元直径可达 120 微米；短的轴突仅几微米长，长的轴突有几十厘米长，相差很大。

轴突末梢

树突表面

乙酰胆碱

去甲肾上腺素

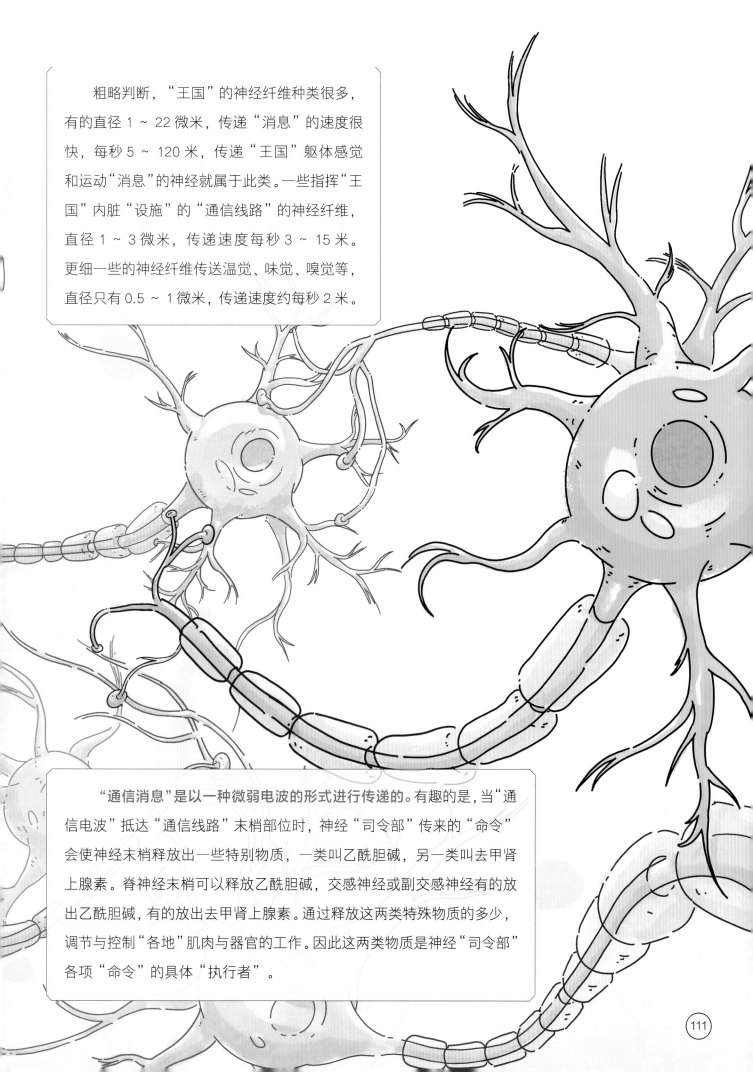

　　粗略判断，"王国"的神经纤维种类很多，有的直径 1 ~ 22 微米，传递"消息"的速度很快，每秒 5 ~ 120 米，传递"王国"躯体感觉和运动"消息"的神经就属于此类。一些指挥"王国"内脏"设施"的"通信线路"的神经纤维，直径 1 ~ 3 微米，传递速度每秒 3 ~ 15 米。更细一些的神经纤维传送温觉、味觉、嗅觉等，直径只有 0.5 ~ 1 微米，传递速度约每秒 2 米。

　　"**通信消息**"是以一种微弱电波的形式进行传递的。有趣的是，当"通信电波"抵达"通信线路"末梢部位时，神经"司令部"传来的"命令"会使神经末梢释放出一些特别物质，一类叫乙酰胆碱，另一类叫去甲肾上腺素。脊神经末梢可以释放乙酰胆碱，交感神经或副交感神经有的放出乙酰胆碱，有的放出去甲肾上腺素。通过释放这两类特殊物质的多少，调节与控制"各地"肌肉与器官的工作。因此这两类物质是神经"司令部"各项"命令"的具体"执行者"。

脑中的"电波"

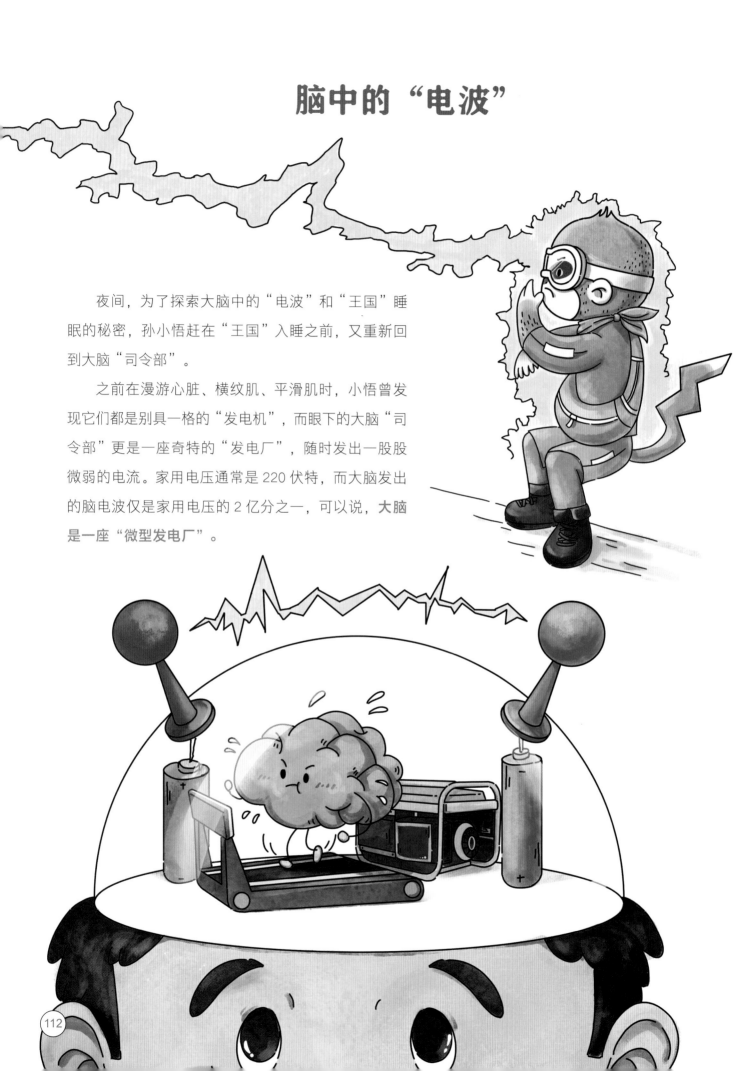

夜间，为了探索大脑中的"电波"和"王国"睡眠的秘密，孙小悟赶在"王国"入睡之前，又重新回到大脑"司令部"。

之前在漫游心脏、横纹肌、平滑肌时，小悟曾发现它们都是别具一格的"发电机"，而眼下的大脑"司令部"更是一座奇特的"发电厂"，随时发出一股股微弱的电流。家用电压通常是220伏特，而大脑发出的脑电波仅是家用电压的2亿分之一，可以说，**大脑是一座"微型发电厂"**。

小悟刚到大脑"司令部"时，"王国"还未入睡。小悟记录到一种频率 14 ~ 30 次 / 秒、波幅为 5 ~ 20 微伏的 β 波，这是"王国"处在清醒状态和兴奋、运动时出现的电波。

不久，"王国"闭上眼睛，准备入睡，β 波逐步变成频率为 8 ~ 13 次 / 秒、波幅为 50 微伏的 α 波。大脑"司令部"里的许多神经细胞纷纷撂下手边的工作，开始休息。

"王国"睡着了！α 波又逐渐变成频率为 4 ~ 7 次 / 秒、波幅为 100 ~ 150 微伏的 θ 波。

等到万籁寂静时，随着鼾声，频率 0.5 ~ 3 次 / 秒、波幅更大些的 δ 波替代了 θ 波。

真是千姿百态，变化莫测！

小悟环视大脑"司令部"，周围显得如此沉静。人们常说人体"王国"经常会出现"梦乡"的"幻景"，难道这次来得不巧，遇不上吗？小悟耐心地找了个地方小憩。一天的漫游也够累了，他慢慢地闭上了眼睛。

"看哪！多美丽的天鹅！"

耳边忽然传来一阵叫声，小悟睁眼望去，大脑"司令部"里有几组应该入睡的神经细胞正在大吵大闹。

"我要骑着天鹅飞向蔚蓝的天空！"又是一群神经细胞在叫嚷。

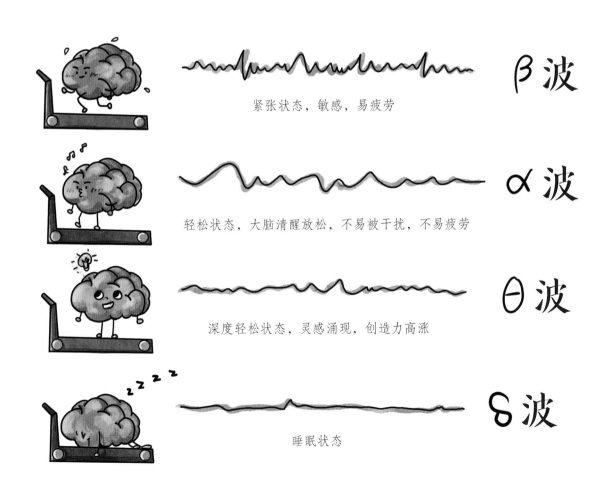

β 波
紧张状态，敏感，易疲劳

α 波
轻松状态，大脑清醒放松，不易被干扰，不易疲劳

θ 波
深度轻松状态，灵感涌现，创造力高涨

δ 波
睡眠状态

本来宁静的神经"司令部"，被这几组神经细胞吵得十分不安，脑电波又从熟睡的 δ 波变回 α 波。

小悟走近一个手舞足蹈的神经细胞，轻轻地问："你们在干什么？"

"做梦！"它回答得很干脆。

"你们为什么不睡呀？"

"白天有些事给我们留下的印象太深，睡不着呀！"

"什么事造成你们'失眠'呢？"小悟感到奇怪。

"今天看了一场精彩的电影，说的是骑上美丽的天鹅，遨游无边无际的太空，太妙了！我们也要去找一只天鹅，飞向神奇的宇宙！"它疯疯癫癫地讲个不休。

看上去，它们的"南柯梦"美极了！小悟不再同这个神经细胞啰唆。看它那种美滋滋的样子，这场美梦还有得做呢！小悟记得古人有句话："日有所思，夜有所梦。"真有道理。

小悟窥察了神经"司令部"的脑电波与"梦幻奇景"，感到回去已有材料交代，打算早点儿休息，但愿自己夜里也能做一个好梦。

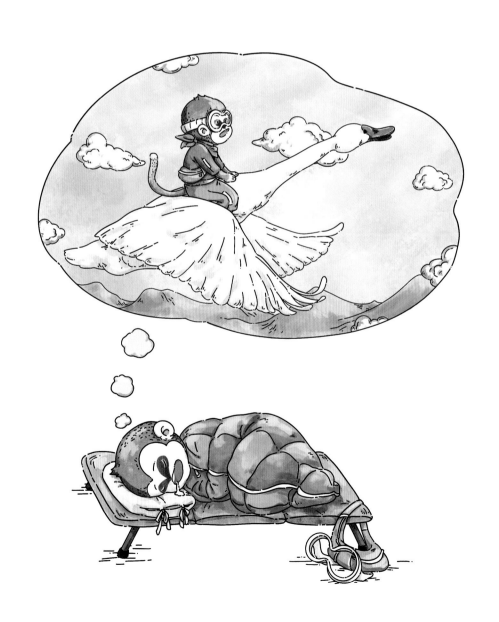

第七章

到肝脏"化工厂"参观

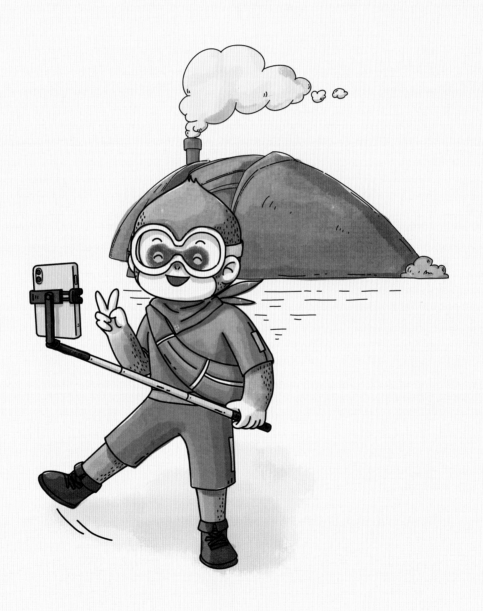

"化工厂"的外貌

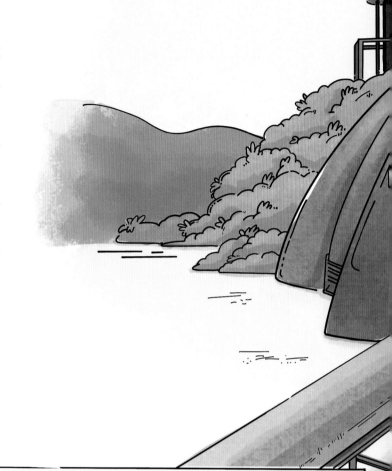

　　清晨，小悟醒来不久，身旁的手机铃声就"嘟！嘟！"地响了起来。小悟一边打着哈欠一边接听。

　　"小悟吗？我是编辑部季编辑。"手机里传来季编辑的声音。

　　"是的！您有什么事吗？"小悟感到这次的联系有些突然。

　　"按漫游计划，今天上午你应该参观肝脏'化工厂'，编辑部也正好安排了一个'肝脏的秘密'讲座，听众是广大青少年。我们研究后，想把你的参观与这次讲座结合起来。"

　　"要我来讲吗？"小悟不知道怎么个结合法，疑惑地问。

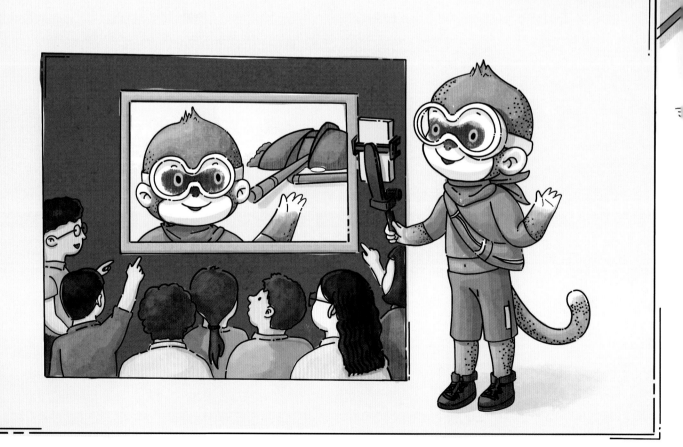

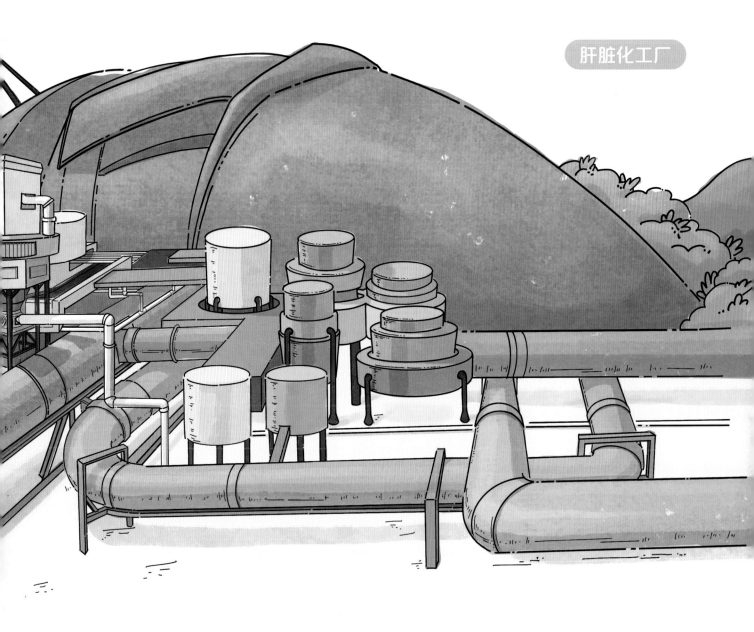

"不！你就边参观边讲，通过手机做一个现场直播。"

"我能行吗？"

"行！八点整开始！"

季编辑不容小悟推托，挂掉了电话。这倒是一项艰巨的任务，看来是势在必行了。

小悟做好一切准备，生怕迟到，八点前就赶到肝脏"化工厂"打开直播软件。

只听季编辑在讲座上致开场白："小朋友们，你们好！肝脏是一座神秘的'化工厂'，它对于人体'王国'的生存是至关重要的。编辑部'特派记者'孙小悟现在正要去参观这座'工厂'，下面请他带领大家一起去揭示肝脏的秘密。孙小悟，开始吧！"

"好的！"小悟手握自拍杆，开始了这次异乎寻常的参观。

"青少年朋友们，现在我正站在肝脏'化工厂'的外面。这座'工厂'真大，它位于人体'王国'中部'腹地'，红褐色，形状像一个三角形，重量为1500克左右，周围有许多

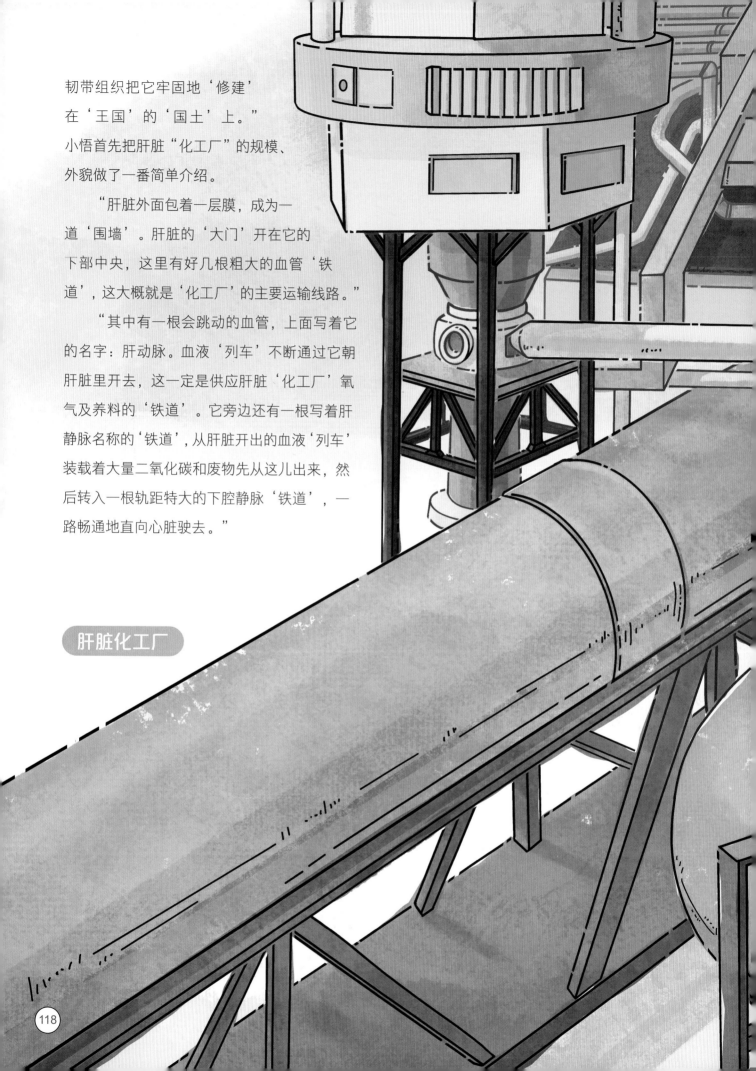

韧带组织把它牢固地'修建'在'王国'的'国土'上。"小悟首先把肝脏"化工厂"的规模、外貌做了一番简单介绍。

"肝脏外面包着一层膜，成为一道'围墙'。肝脏的'大门'开在它的下部中央，这里有好几根粗大的血管'铁道'，这大概就是'化工厂'的主要运输线路。"

"其中有一根会跳动的血管，上面写着它的名字：肝动脉。血液'列车'不断通过它朝肝脏里开去，这一定是供应肝脏'化工厂'氧气及养料的'铁道'。它旁边还有一根写着肝静脉名称的'铁道'，从肝脏开出的血液'列车'装载着大量二氧化碳和废物先从这儿出来，然后转入一根轨距特大的下腔静脉'铁道'，一路畅通地直向心脏驶去。"

肝脏化工厂

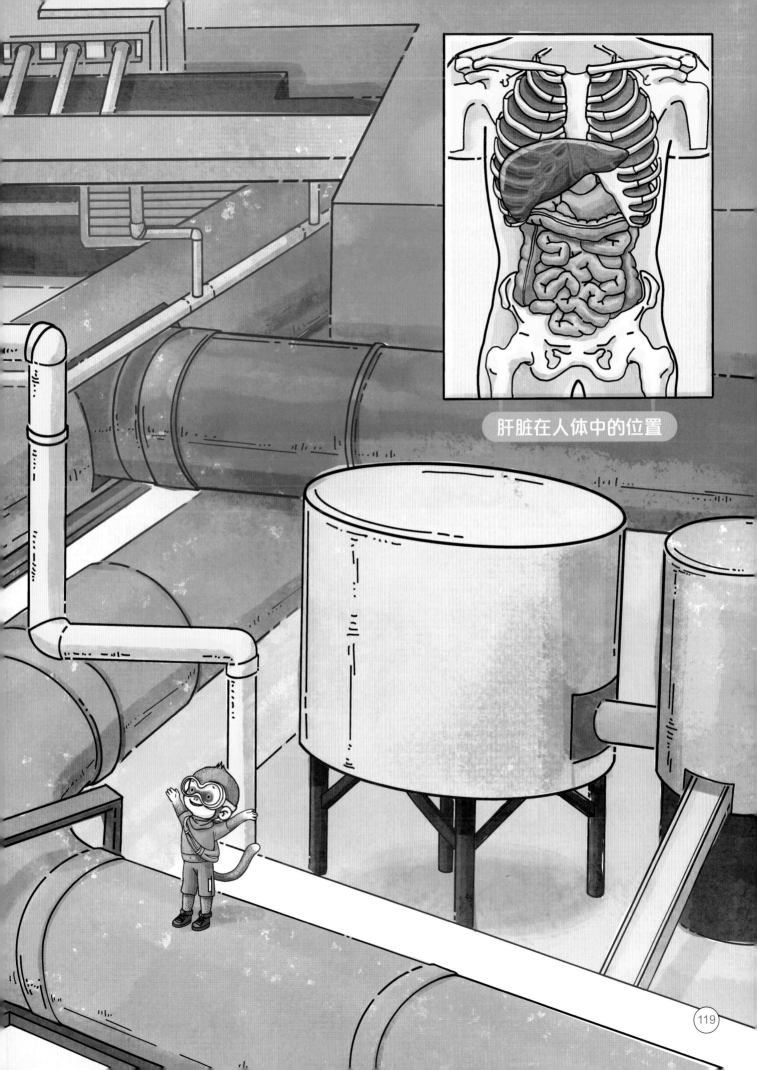

肝脏在人体中的位置

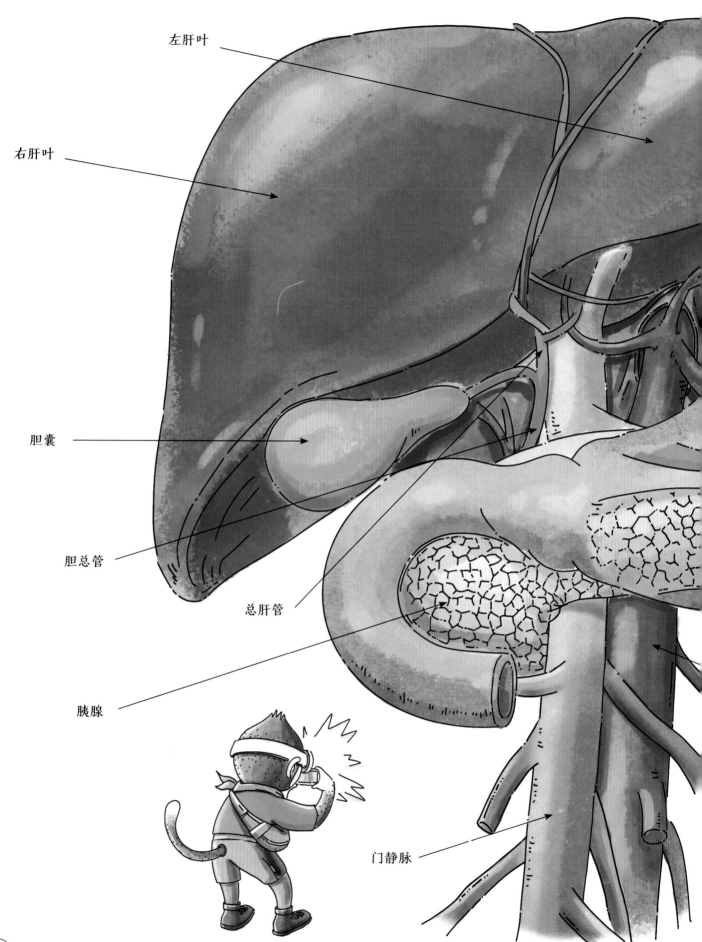

左肝叶

右肝叶

胆囊

胆总管

总肝管

胰腺

门静脉

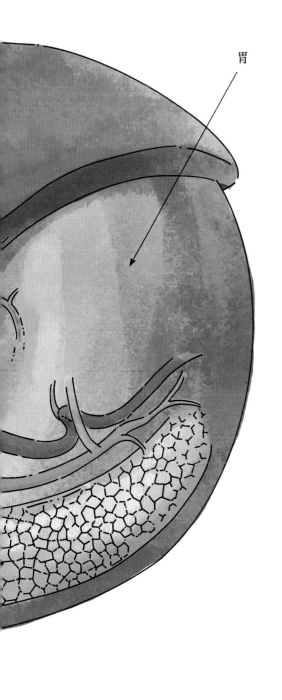

胃

肝动脉

小悟又发现一股"轨距"也不小的"铁道",标的名字是门静脉。既然是静脉,那么在它上面行驶的血液"列车"就应该开往心脏,怎么也朝肝脏里面开呢?小悟把这个情况如实告诉听众,并请大家稍等片刻,等他抓紧时间调查一下。

片刻后,小悟喊道:"我弄清楚了!门静脉要收集'王国'里胃、小肠、大肠、胰腺、脾脏等重要'设施'里的静脉血液。对于它朝肝脏里边去的缘故,我刚才直接问了这根门静脉,它告诉我,**它的任务是把装载着胃肠道吸收的养料或某些对'王国'不利的有害物质的血液'列车'开到肝脏去,请肝脏对这些营养物质或毒素进行加工处理,然后再通过肝静脉转运到'王国'各地。**没有经过加工处理,这些货物是不能运往别处的。"

"现在大家明白了吧?门静脉原来是一条专门为肝脏'化工厂'供应'生产原料'的'铁道线'。"

告别门静脉,在它的前面,那根肝动脉的右方,小悟又看到从肝脏"大门"里向外通出两根管道,出来不远,又合并成一根,然后向下面的肠子伸展开去。

"这是什么管道呢?"小悟自言自语的声音,大概传到了会场上。只听见季编辑在问:"是不是胆道?它应该在这个地方!"

"一点儿不错,是胆道。"小悟洞悉其秘密后,斩钉截铁地回答。

"请你说详细一点儿。"还是季编辑的声音。

"**胆道是一类特殊的管道,颜色微微带绿色,因为里面流动着一股黄绿色的液体。**这种液体叫胆汁,是肝脏'化工厂'的一种'产品',它们将流到肠子里,帮助消化。"

"孙小悟,你能否给几个特写镜头,让大家看清楚细节?"季编辑建议道。

小悟立刻把手机的镜头拉近,给肝脏的外表拍了几个特写镜头。可惜"肝脏的'大门'"那张相片上,肝静脉正好被下腔静脉遮挡着,使大家无法看到它的"尊容"。

"化工厂"里的"车间"

小憩后，小悟继续参观。

"小朋友们，接下来我要去参观肝脏'化工厂'的内部。"说着，小悟已走进肝脏的"大门"。

"我看到肝脏里全是一个个'车间'，它们鳞次栉比地挨在一起。每个'车间'都是棱柱状。一排排的肝细胞围绕着'车间'，中央的一根中央静脉，像四射的阳光那样呈辐射状排列着。每排肝细胞中间开动着进入肝脏里的血液'列车'，肝细胞旁边还有一些星状细胞。**血液'列车'开到肝细胞里面，经过肝细胞处理后流入'车间'中央的中央静脉。无数'车间'的中央静脉最终都归入肝静脉这根总的'铁道'，而后离开肝脏。**肝细胞周围还有一些微小的毛细胆管，专门收集肝细胞生产出来的胆汁。"小悟一口气把肝脏里"车间"的情况讲了个大概。

"这个'车间'有名称吗？"季编辑问道。

小悟寻找着名称牌，但什么也没见到。他只好轻轻地问一个肝细胞，它回答说车间名叫肝小叶。

"有的，它们管它叫肝小叶，**整个肝脏'化工厂'肝小叶可多啦！我估计约有 50 万个。**"

"请你看看肝小叶这个'车间'究竟在干些什么工作。"季编辑在把参观与讲座往深里引。

"哎哟！这个问题不容易说清楚，肝小叶是一个综合性'车间'，它好像干着多方面的工作。"

"你就一样样地介绍吧！"季编辑怕小悟遗漏，提醒着小悟。

"好吧！让我归纳一下，找几项主要工作谈一谈。"说着，小悟迅速找出几项举足轻重的"生产"工作向听众介绍：

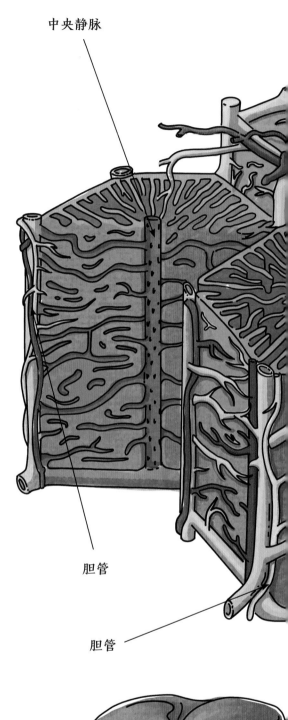

中央静脉

胆管

胆管

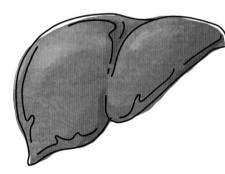

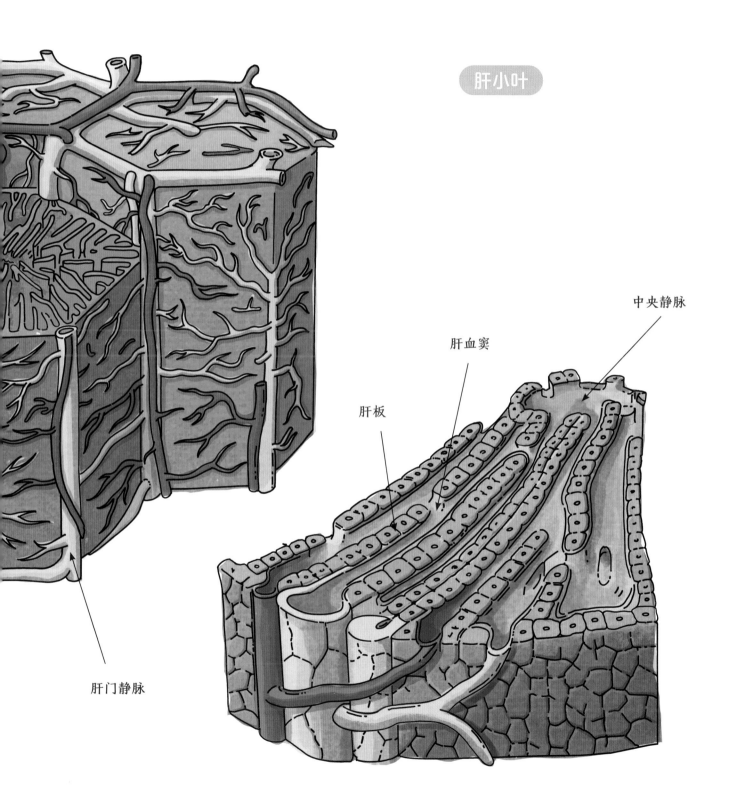

肝小叶

中央静脉

肝血窦

肝板

肝门静脉

"第一项工作是制造胆汁，我观察到这项工作是由肝细胞负责的。从产量看，**每昼夜，整个肝脏'化工厂'可生产胆汁 0.5～1 升。肝脏制造的胆汁先流入肝小叶的毛细胆管里，再集中起来，流到'化工厂大门'的那股胆道里**。"

"我刚才测定了胆汁的成分，主要是两样东西：**胆盐与胆色素。胆盐可以帮助消化**，胆色素没有什么用处，是老化红细胞中的血红蛋白的分解物，但**胆色素能使胆汁变成金黄色**。如果胆道阻塞，胆汁流不到肠子里，这些胆色素就会搭上血液'列车'，到'王国'各处乱跑，使'各地'全变成黄色，那就是黄疸。正常情况下，**胆色素会随胆汁进入肠子，染黄食物与粪便。这就是人体'王国'的粪便是黄色的原因**。"小悟怕自己身上被黄色的胆汁染色，所以没有跑进胆道里，仅仅将肝脏生产胆汁的大概情况做了些介绍。

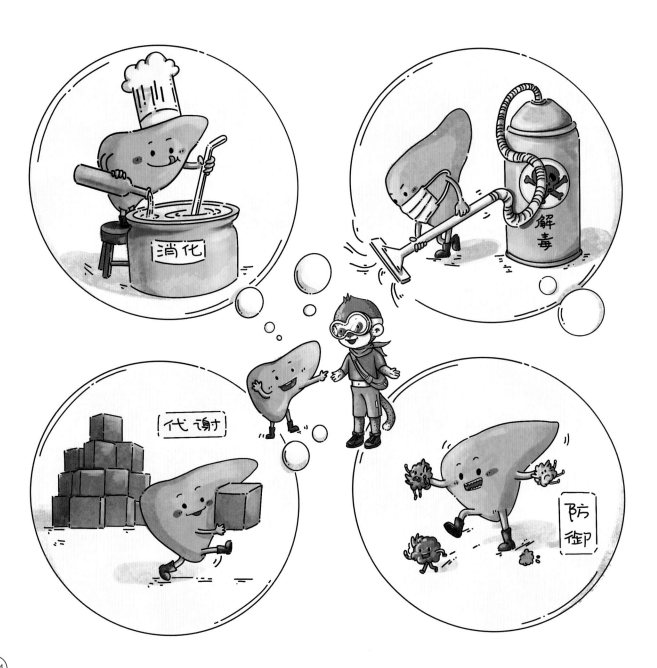

"第二项工作是帮助'王国'的营养物质进行代谢，这也是肝细胞的任务。葡萄糖、甘油、氨基酸等养料被肝细胞这么一搬动，一部分变成肝糖原贮藏在'仓库'里，'王国'需要时再请它们出来；另一部分被制造成胆固醇、磷脂和蛋白质，供'王国'使用。"

"第三项工作是解毒。从肠道吸收进'王国'的各种物质，难免混入某些有毒物质。此外，'王国'服用的药物，甚至'王国'本身新陈代谢过程中也会产生有毒物质。肝细胞负责把它们通通解毒，这样便保证了'王国'的安全。"

"第四项工作是防御，这是星状细胞的任务。它们会吞吃进入肝脏里的细菌、病毒或其他'侵略者'，也对'王国'起保护作用。"

小悟讲完后，季编辑倍加鼓励地对小悟说："很好！你讲得很清楚，很有条理！"

小悟正想结束这次参观，忽然，季编辑又提出了新要求："孙小悟，会场上有人递纸条。其中两张我念一下。第一张写道：请孙小悟再了解一下，肝脏'化工厂'里的谷丙转氨酶（GPT）是怎么回事，为什么得肝炎时，这个数值会升高？另一张是这样写的：有一种检查方法，叫作甲胎蛋白测定，据说与肝脏癌症有关。这是不是真的呢？请顺便调查一番。"

"我看你就再麻烦一会儿，搞它个水落石出，好吗？"季编辑既然这样讲了，小悟当然义不容辞。

他环顾四周，找了一个肝细胞，准备进行专门调查。

"请问肝细胞兄弟，你们与谷丙转氨酶、甲胎蛋白这两样东西有什么关系？"

"你的问题提得好。其实并不只有我们肝脏与谷丙转氨酶有联系。这种酶在'王国'许多机构中都有，像心脏、肺脏、肾脏、胰腺等，但它们里面的含量都不多，唯独我们肝脏最多，每克肝脏组织含 44000 个单位这种酶。这种酶主要帮助营养物质，尤其是氨基酸进行加工处理。平时，我们会把它们约束在我们的管理范围内。如果肝脏生病，特别是得了肝炎，我们就管不住它们了。这些酶就会乱跑到血液'列车'上。通过化验血液，就可以知道这类酶是否增加了。"

"那么甲胎蛋白又是怎么回事呢？"小悟接着问。

"我们健康的肝细胞并不会制造这种甲胎蛋白，但当生癌时，得癌的肝细胞就会生产这类身体不需要的物质。验血时一旦见它升高，你说意味着什么呢？"

"可能得了肝癌！"

"对了！但这也不是绝对的。有时甲胎蛋白升高，也不一定患肝癌，还需要配合其他检查，才能确诊。其实除了谷丙转氨酶、甲胎蛋白，我们肝细胞还与许多酶呀、蛋白质呀等物质都有关系，随着医学的发展，人们不断地在揭示我们的秘密。"

显然，季编辑对小悟与肝细胞的这次对话感到非常满意："谢谢你，孙小悟，你的任务完成得很好，我代表参加讲座的全体听众感谢你帮我们揭示了肝脏的秘密。"

小悟当然谦逊一番。

在离开肝脏"化工厂"之前，他又给肝小叶这个别致的"车间"照了相。

第八章

消化道里的遭遇

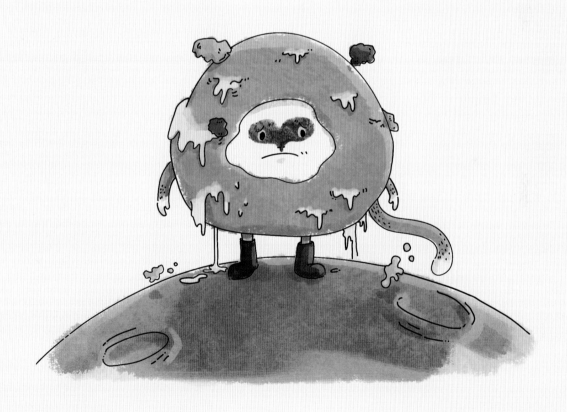

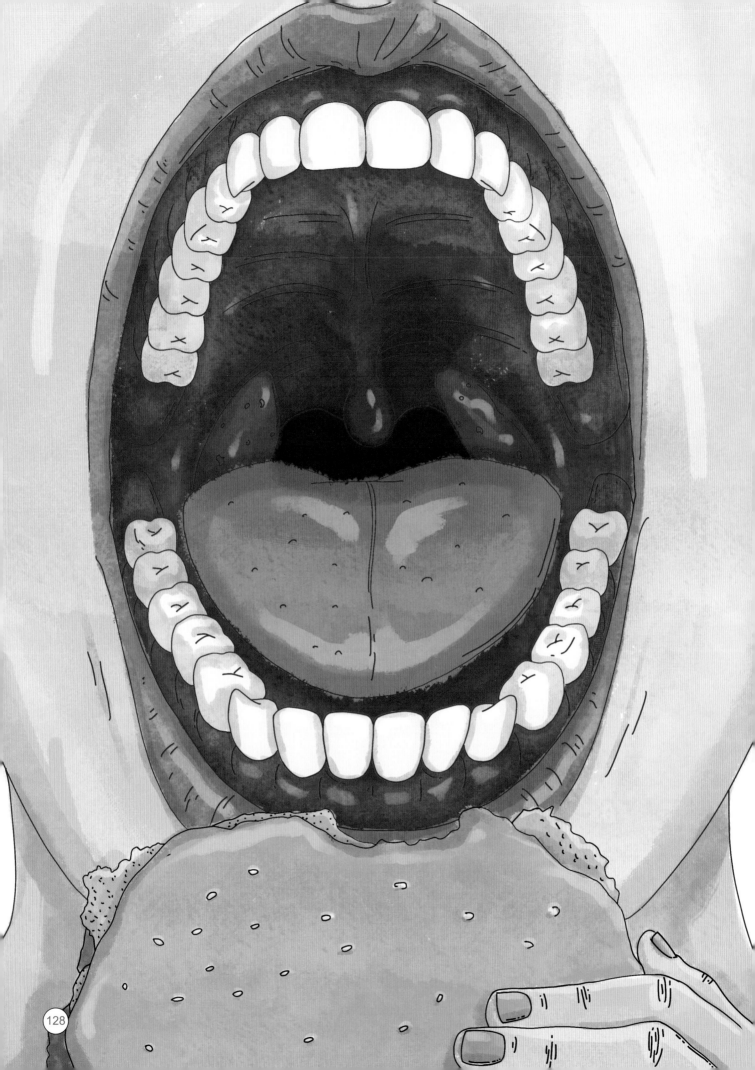

从牙缝里逃生

趁"王国"午餐时，孙小悟去漫游"王国"的消化道。

听说进去很危险，随时都有被消化掉的可能。小悟心想：变成细胞肯定不行，还是变颗小石子妥当，它们未必会对我怎样，即使赴汤蹈火也不怕！

他跳上抵达消化道第一站——口腔的血液"列车"，然后变成小石子，闯进消化道的大门。

口腔，也就是人们常说的嘴巴，里面的名堂可多啦！小悟一进门就遇上了两行洁白的牙齿，挺威风地排列成队。**中间的那几颗叫门齿、犬齿，两边的叫前臼齿、臼齿。**孙小悟仔细数了数，上上下下，左左右右，**正好 32 颗牙齿。它们都是恒齿，属于第二代的牙齿，可以一辈子使用。**在它们之前，"王国"幼年时代有过**第一代乳牙，当时只有 20 颗。**

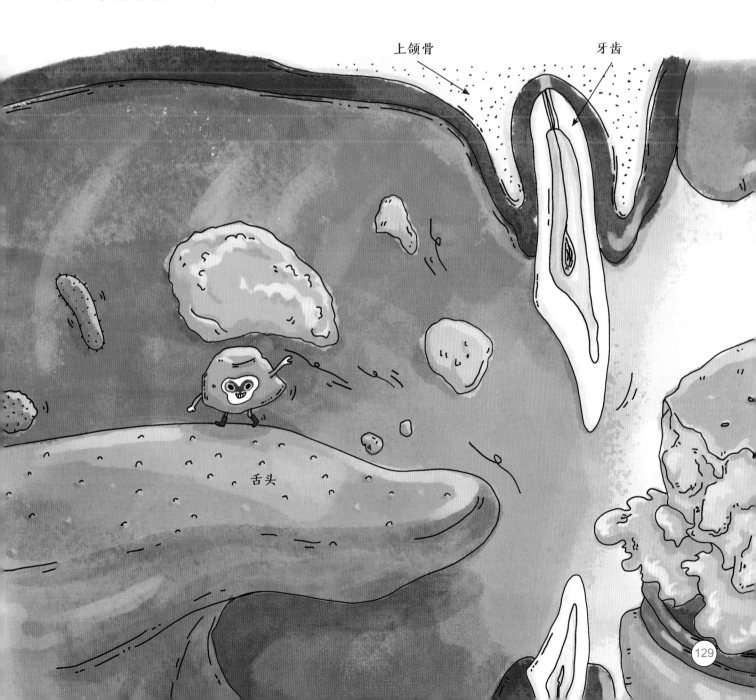

上颌骨　　　　　牙齿

舌头

小悟正不厌其烦地挨个欣赏牙齿的形状、"造型"与"风格"，忽然，这些牙齿全都咬动起来，上下使劲地咬呀、嚼呀，把吃进来的饭菜咀嚼得粉碎，食物一下子就变得面目全非了。牙的咀嚼劲头可大了，它们依靠面部两边的咀嚼肌，咬下来真有泰山压顶之势。说时迟、那时快，它们猛地向孙小悟咬来。在这千钧一发之际，小悟赶紧从即将闭上的上下牙缝里逃出来，朝口腔中间的舌头上一跳，总算化险为夷。虽然肚子上被咬了一口，但好在化身成石头，很坚硬，没有被咬碎。

牙齿这咄咄逼人的架势，吓得小悟再也不敢靠近这些凶猛的"家伙"了。但是，他身下的舌头也不老实，不停地东盘西转，他只好像杂技演员走钢丝那样，努力保特平衡。

同时，四周还有一股"水流"涌来，弄得他浑身湿透。抬头一看，原来是口腔里的唾液腺遇上食物后大量分泌出了唾液。

唾液腺是由耳朵前面的腮腺、舌头下面的舌下腺和颌部的颌下腺三者联合组成的，每天可分泌唾液 1 ～ 1.5 升。这些唾液既可以杀灭细菌并清洁口腔；也可以搅拌食物，帮助咀嚼与吞咽；另外，唾液里还有一种叫作淀粉酶的物质，能够分解淀粉，使它变成麦芽糖。如果你把饭粒在口里多咀嚼一会儿，会有一种甜滋滋的感觉，这就是麦芽糖的缘故。

牙齿的咀嚼终于停止了！一刹那，只听见耳边"咕噜"一声，小悟随同那些被"糟蹋"得不成样的食物，一起被吞咽到喉咙口。

总算小悟运气好，从牙缝里逃生，没有被咬碎，也没有被吐掉，后面的"旅行"就比较安全了。

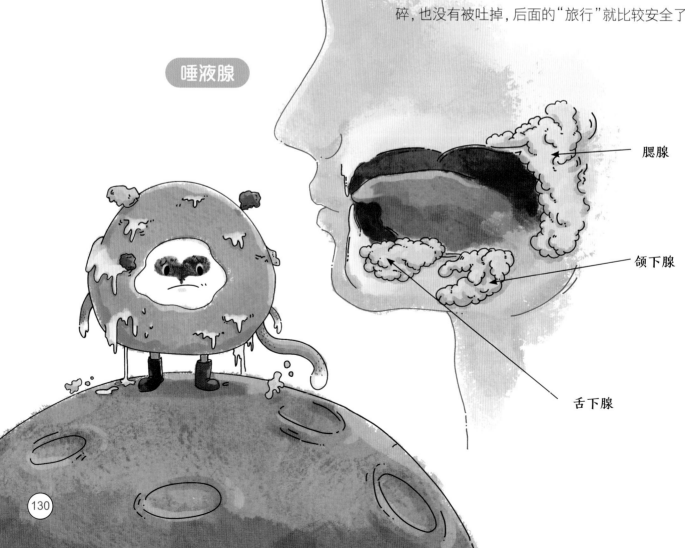

唾液腺

腮腺

颌下腺

舌下腺

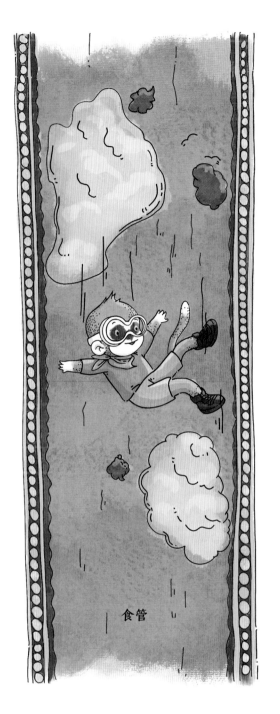

食管

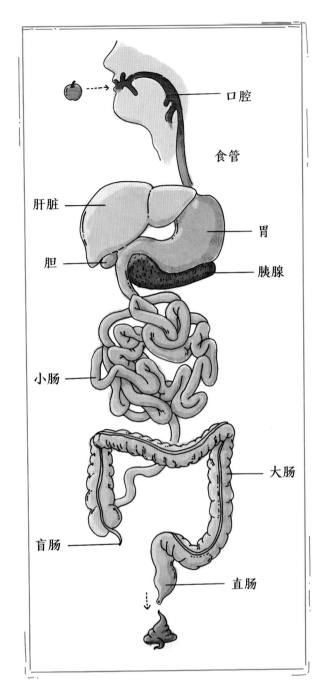

口腔

食管

肝脏

胆

胃

胰腺

小肠

大肠

盲肠

直肠

乘上食管 "电梯"

来到喉咙口，孙小悟旧地重游，又看到了上次从鼻子 "入境" 时，标着食管与气管的那块 "路牌"。

可是，还没有站稳脚跟，他就被混在食物中，一下子滑进了食管里。

说起食管，其实是一条从上到下的宽敞 "大道"，里面滑溜溜的，因为食管壁里的腺体分泌出一种黏滑的、叫作黏液的液体，起润滑作用，帮助推送食物。通过食管 "大道" 就像乘高速电梯，整整 45 厘米长的距离，不过 7 秒就走完了，速度实在太快，使小悟无法看清它的全貌。

差点儿被胃磨碎

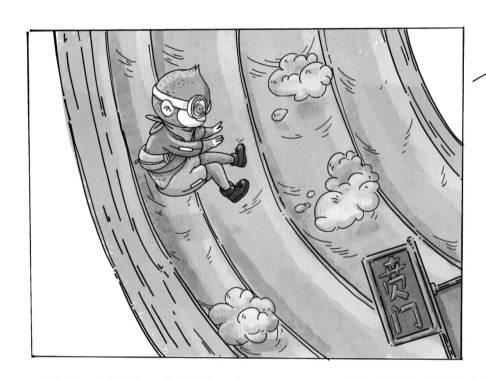

贲门

"胃好大呀！"小悟被眼前所见震撼，情不自禁地喊道。

胃的形状像个袋子，两头小，中间庞大，好像一个大"仓库"，几大碗饭保证装得下。

跳下食管"电梯"，"贲门"两字立刻映入眼帘。

"呀！久闻大名，人们常说的贲门癌原来就生在这里呀！"

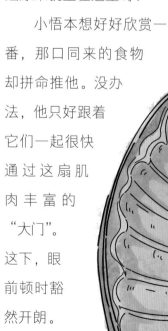

小悟本想好好欣赏一番，那口同来的食物却拼命推他。没办法，他只好跟着它们一起很快通过这扇肌肉丰富的"大门"。这下，眼前顿时豁然开朗。

你知道胃是怎样施展它的本领的吗？小悟发现它有两样"秘密武器"。**胃壁上有一类细胞，叫壁细胞**，

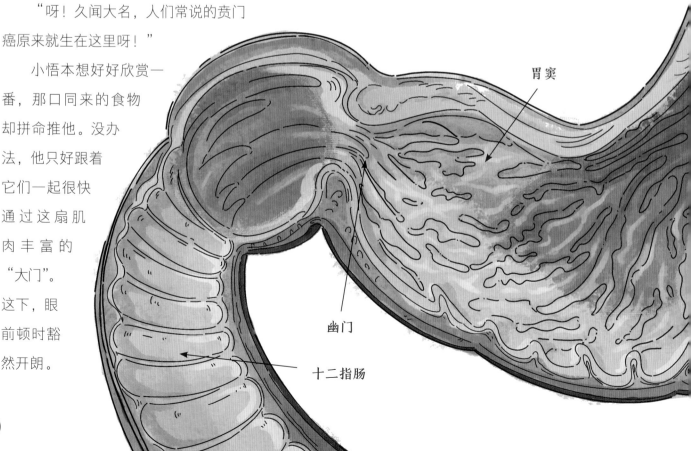

胃窦

幽门

十二指肠

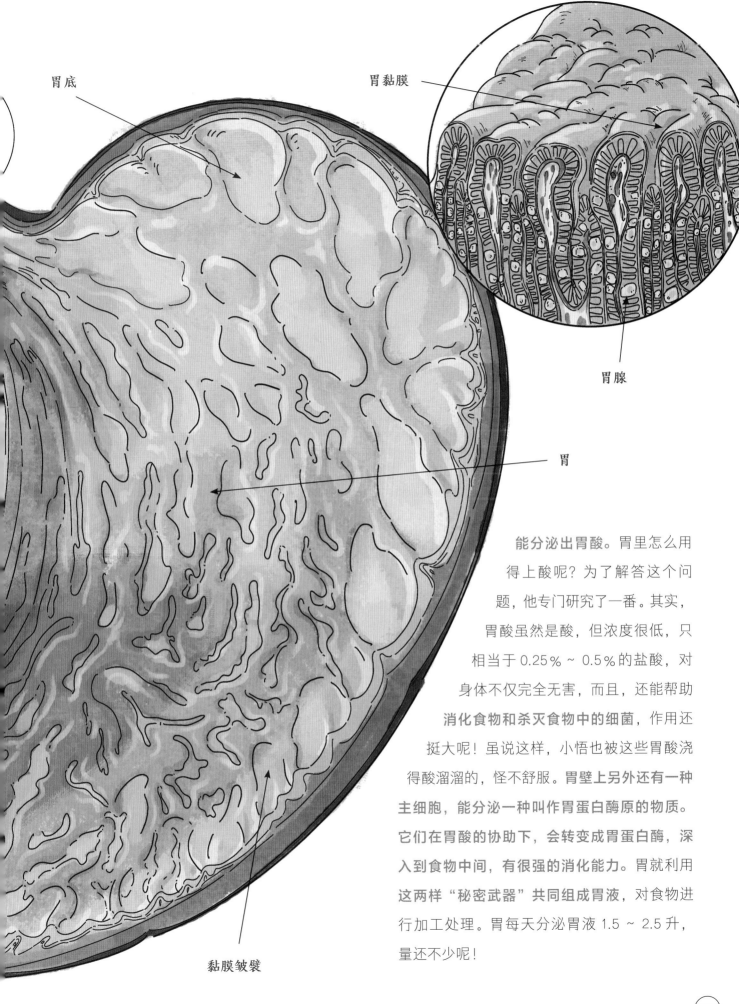

胃底

胃黏膜

胃腺

胃

黏膜皱襞

能分泌出胃酸。胃里怎么用得上酸呢？为了解答这个问题，他专门研究了一番。其实，胃酸虽然是酸，但浓度很低，只相当于 0.25％ ~ 0.5％的盐酸，对身体不仅完全无害，而且，还能帮助**消化食物和杀灭食物中的细菌**，作用还挺大呢！虽说这样，小悟也被这些胃酸浇得酸溜溜的，怪不舒服。**胃壁上另外还有一种主细胞，能分泌一种叫作胃蛋白酶原的物质。它们在胃酸的协助下，会转变成胃蛋白酶，深入到食物中间，有很强的消化能力。胃就利用这两样"秘密武器"共同组成胃液，对食物进行加工处理。胃每天分泌胃液 1.5 ~ 2.5 升，量还不少呢！**

没多久，小悟感到整个胃都在运动，这才想起胃壁里还有温和文雅的平滑肌。它们收缩时，会使胃发生运动。这样的运动每隔20～30秒出现一次，挤压、搅拌与磨碎胃里所有的食物。那些食物经过胃液浸泡，又加上长达3～5小时的胃的运动，完全变得稀巴烂，成为糊状，人们把这时的食物叫食糜。经过这样的加工处理，送到肠子里的营养才能被充分吸收。小悟在胃里与食物一起被折腾了这么长时间，弄得步履维艰，晕头转向，差一点儿也被胃给磨碎了。

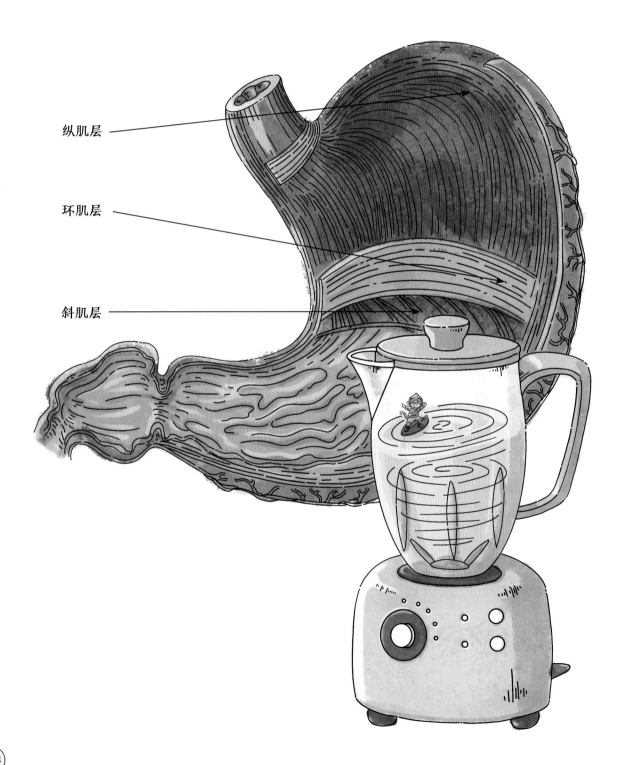

纵肌层

环肌层

斜肌层

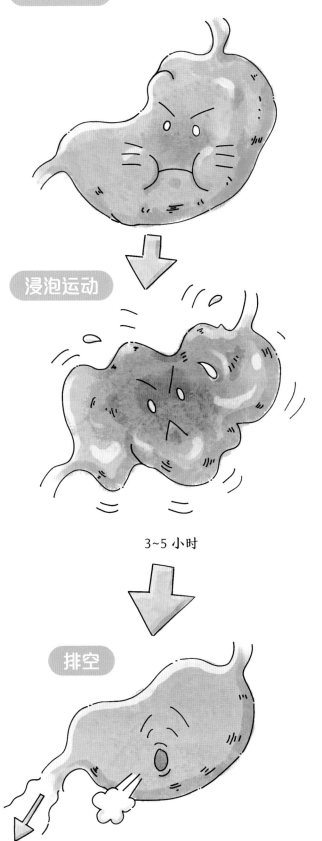

食物装载

浸泡运动

3~5 小时

排空

被胃加工过的食糜开始向十二指肠"进军"，小悟也挤在它们中间整装待发。等胃里的食糜全进到肠子后，"仓库"一空，"王国"就会感到肚子饿了，所以需要每隔3～5小时吃顿饭。好在晚上睡觉时，胃也会趁机休息，运动得很慢，这样夜晚就不用进餐了。

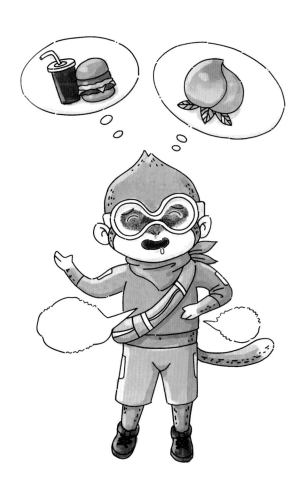

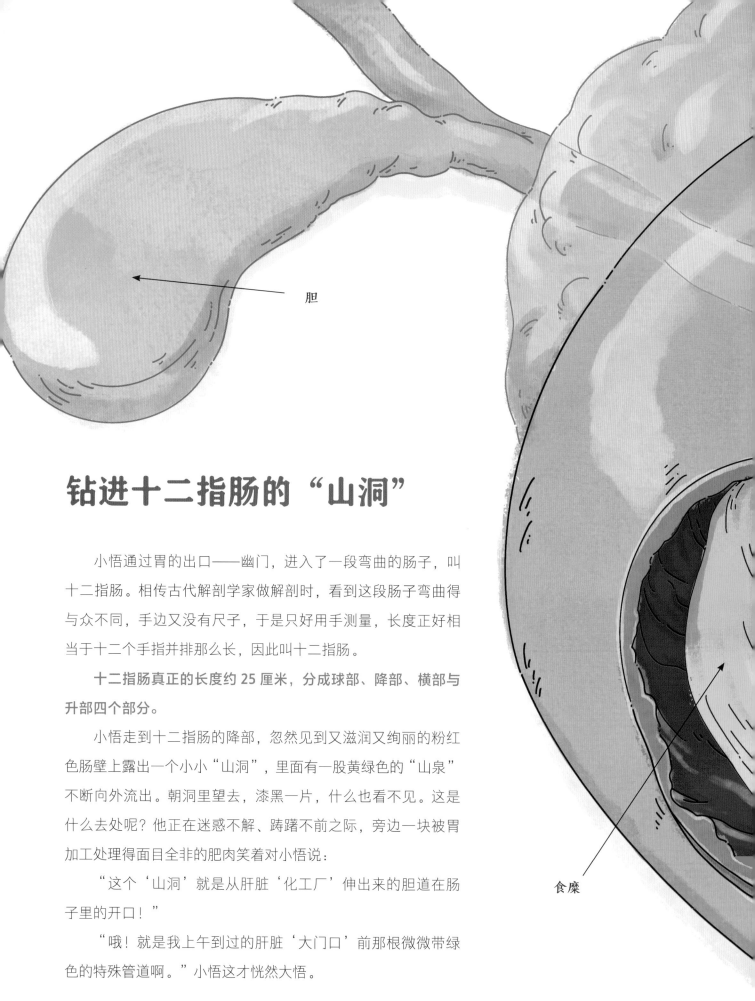

胆

钻进十二指肠的"山洞"

　　小悟通过胃的出口——幽门，进入了一段弯曲的肠子，叫十二指肠。相传古代解剖学家做解剖时，看到这段肠子弯曲得与众不同，手边又没有尺子，于是只好用手测量，长度正好相当于十二个手指并排那么长，因此叫十二指肠。

　　十二指肠真正的长度约 25 厘米，分成球部、降部、横部与升部四个部分。

　　小悟走到十二指肠的降部，忽然见到又滋润又绚丽的粉红色肠壁上露出一个小小"山洞"，里面有一股黄绿色的"山泉"不断向外流出。朝洞里望去，漆黑一片，什么也看不见。这是什么去处呢？他正在迷惑不解、踌躇不前之际，旁边一块被胃加工处理得面目全非的肥肉笑着对小悟说：

　　"这个'山洞'就是从肝脏'化工厂'伸出来的胆道在肠子里的开口！"

　　"哦！就是我上午到过的肝脏'大门口'前那根微微带绿色的特殊管道啊。"小悟这才恍然大悟。

食糜

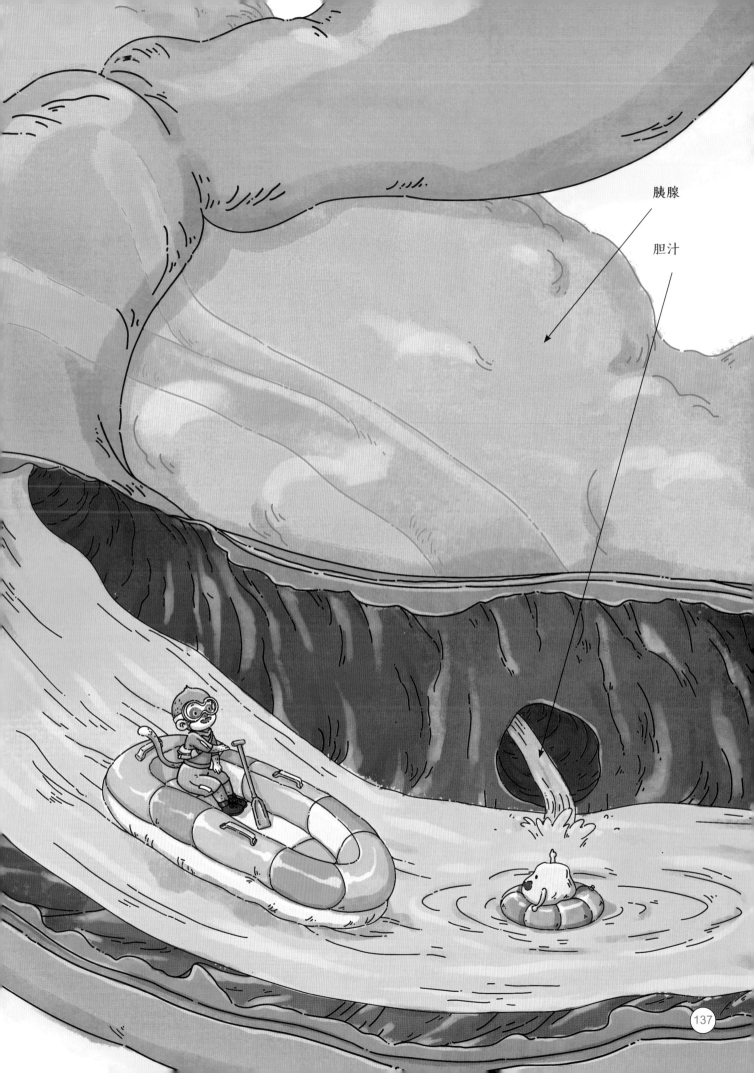

胰腺

胆汁

"这个洞不但通向肝脏'化工厂'，里面还有通向胰腺'魔窟'的'小路'呢！"这块肥肉又补充说。

"这么说，那股黄绿色的'山泉'就是胆汁了？"

"那还用说？**它的任务是消化脂肪类食物**，你没看见它正朝着我冲来吗？当然，除了胆汁，从旁边'小路'来的胰液也从这个'山洞'流出来。所以，正确地说，**这股'山泉'应该包括胆汁与胰液。**"这块肥肉还挺有知识，而且能说会道。

小悟被这个神秘的"山洞"吸引住了，决定与那块肥肉分道扬镳，独自进去探察一番。

"哈！刚才参观肝脏'化工厂'时没有进去的胆道，现在终于进来了！"

小悟慢慢钻入这个"山洞"，不久就看见在通向肝脏"化工厂"的宽敞的"洞道"旁有一支"岔道"通向胰腺，这一定是那块肥肉说的"小路"吧！里面有胰液流出，"王国"每天分泌的胰液量可达 1～2 升。

小悟在胰腺的"小路"里拐了个弯，这些"小路"最终都通到胰腺"魔窟"的"外交部"，也就是胰腺专门分泌胰液的那部分。至于胰腺那具有"魔力"的内分泌"内务部"，小悟暂时还无暇顾及，留待以后再去漫游。

胆

胆总管

胆囊管

胰管

十二指肠小乳头

十二指肠大乳头

十二指肠皱襞

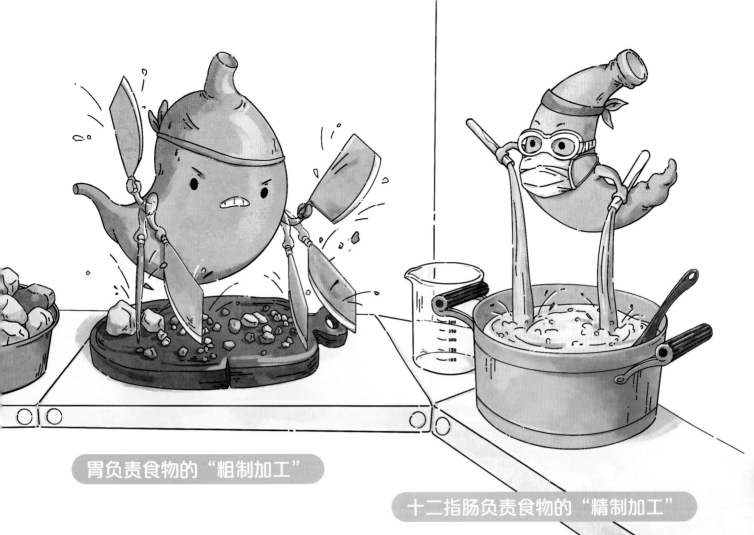

胃负责食物的"粗制加工"

十二指肠负责食物的"精制加工"

从胰腺管"小路"出来，顺着胆道向上，走了大约 7 ~ 9 厘米，只见胆道上又向右伸出一条"小路"，进去一看，原来已进入胆囊。这是一个梨形"仓库"，里面贮藏着许多胆汁。**如果"王国"吃了一顿脂肪食物，胆囊"仓库"就会收缩，把贮藏的胆汁全挤到肠子里去帮助消化脂肪。**接着，小悟又折回到宽敞的"洞道"，继续向上爬行。正行走间，胆道又分成左右两股道，左面的叫左肝管，右面的叫右肝管，都通向肝脏"化工厂"深处。

"啊呀！又回到肝脏'化工厂'的肝小叶车间来啦！"他顺着一股胆道深入肝脏的毛细胆管，看着周围熟悉的环境，不禁笑出声来。不过，这次是直接进入胆道，从内部探察，所以浑身上下全被苦味的胆汁染黄了。

从"山洞"出来，继续向十二指肠的深处走去。说也奇怪，刚才在胃里还酸溜溜的身体，被胆汁、胰液和十二指肠里的肠液一浇，酸气全部消失，反而碱气十足了。**这些液体都是碱性的**，早把小悟身上的胃酸给中和，冲刷得干干净净。这是因为**碱性环境更有利于肠子里的消化功能**。此外，胆汁、胰液和十二指肠里的肠液中充满了帮助消化的物质，名目繁多，什么胰蛋白酶原、胰脂肪酶、胰淀粉酶呀，胆汁中的胆盐呀，它们都拼命混入食糜中去，对食物进行加工处理。看到这种情形，小悟认为可以这样说：**胃是食物的"粗制加工厂"，十二指肠却是食物的"精制加工厂"**。

漫步小肠"长廊"

"王国"的肠子共有 5 ~ 8 米长，其中**十二指肠仅 25 厘米，大肠也不过 1.5 米左右，余下的全是小肠**，够得上称它为"长廊"。

除十二指肠外，小肠还有两部分；前边的 2/5 **叫空肠**，这段肠子在尸体解剖时，往往是空空的；后边 3/5 叫**回肠**，这段肠子因迂回曲折而得名。

小肠的管径由十二指肠向下逐渐变细，末端回肠管腔仅 1.0 ~ 1.2 厘米。

小悟随着经过多次加工的食物来到空肠与回肠，知道**食物中的营养全要在这儿被吸收进身体里**。小悟心想，反正我是颗小石子，它们不会把我吸收掉，所以就大胆地靠近肠壁仔细观察起来。

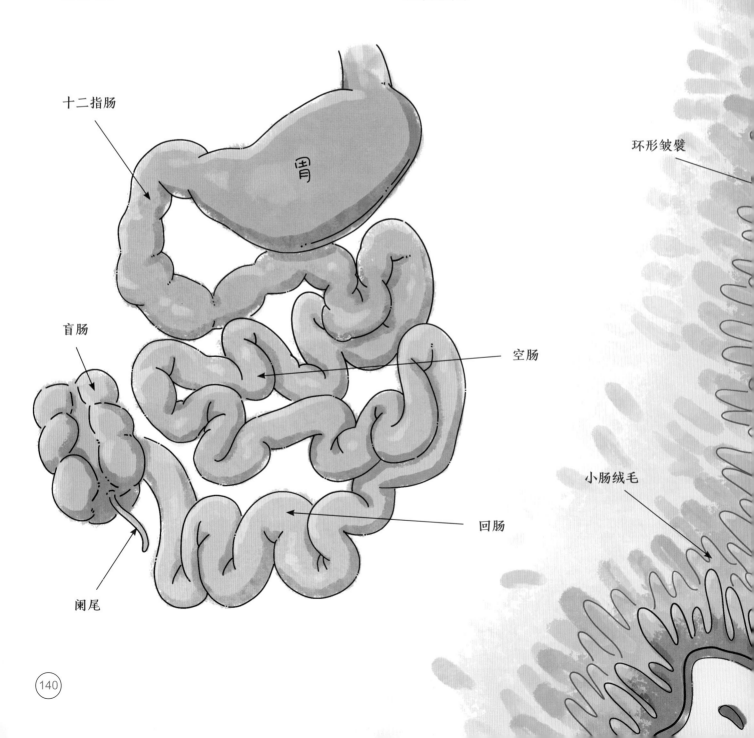

十二指肠

盲肠

阑尾

环形皱襞

空肠

回肠

小肠绒毛

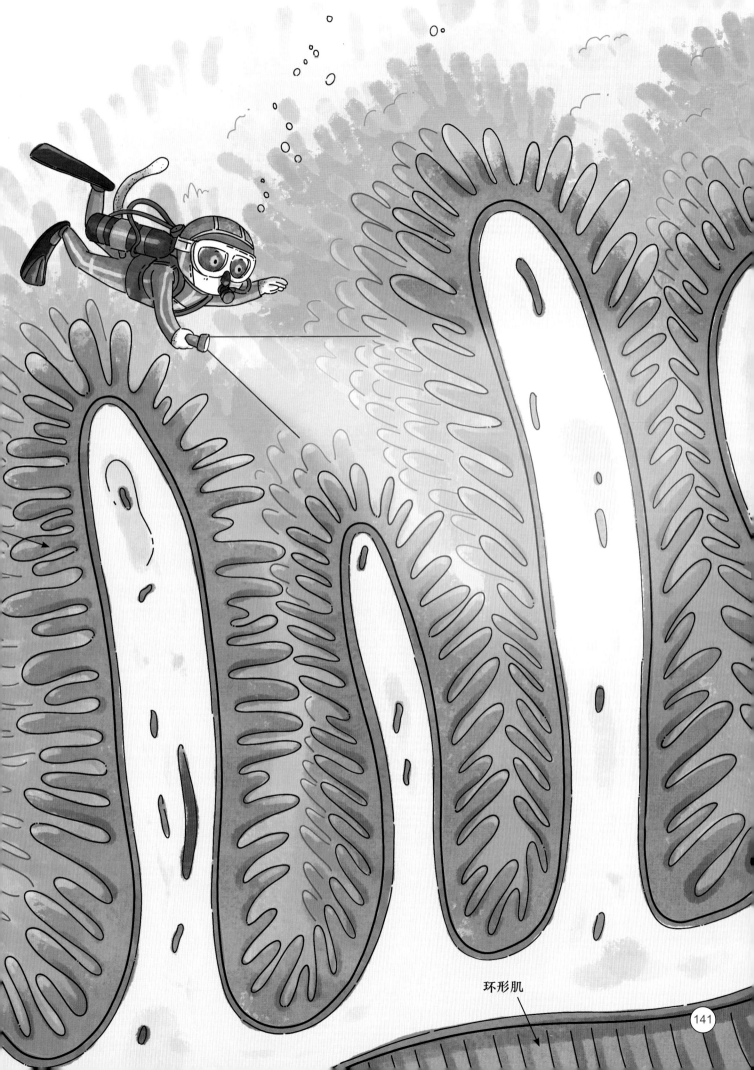

环形肌

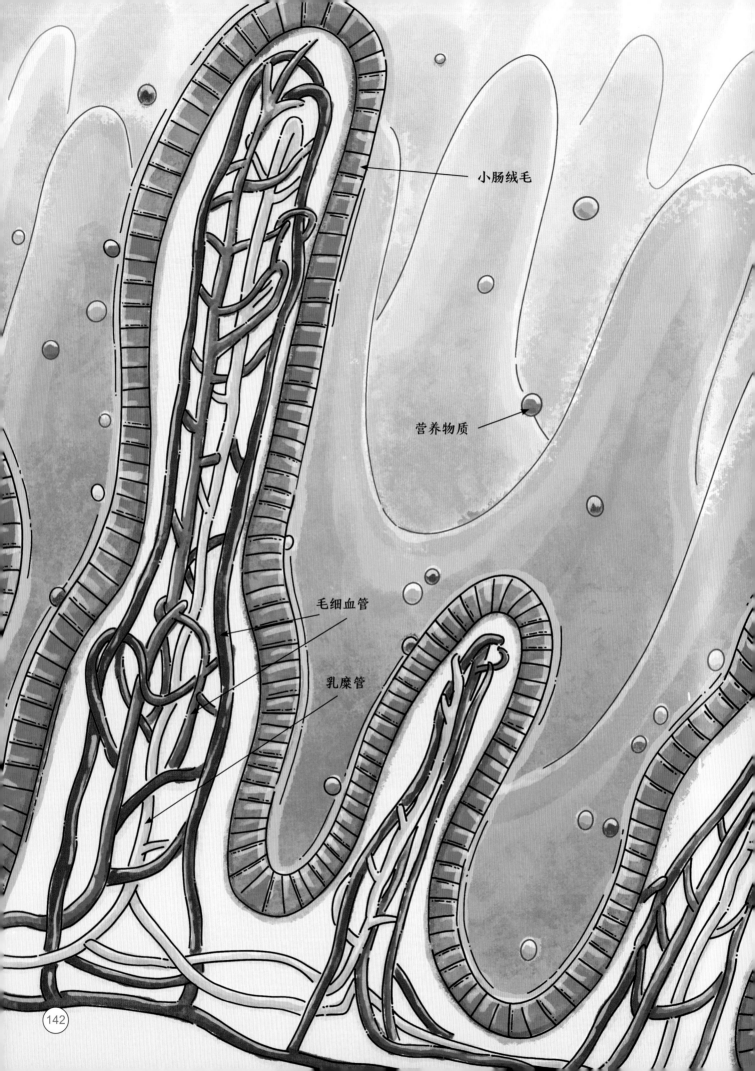

小肠绒毛

营养物质

毛细血管

乳糜管

可有趣啦！小肠壁的内表面有大量的环形皱襞,皱襞上有许多很细很细的、绒毛状的突起,叫小肠绒毛。**小肠绒毛排得密密麻麻,数量又多,加起来面积很大,可以增大小肠吸收的面积近600倍,还能起到过滤物质的作用。**

绒毛下边的肠壁里充满了很细很细的毛细血管与毛细淋巴管。肠壁还能分泌大量肠液,每天分泌 1 ~ 3 升,**使本来已经很稀的食糜变得更稀,使合并在一起的营养物质分散开来。**

这样,绒毛就伸在食物中,像一个个"爪子"那样,把葡萄糖呀、脂肪呀,还有维生素、无机盐等通通抓住。抓住后又很快通过毛细血管,汇入门静脉,送到肝脏"化工厂"进行处理。有一小部分营养物质,尤其是脂肪,还能通过毛细淋巴管运输出去。

数不清的绒毛辛勤地工作,肠子本身又会像蚯蚓那样慢慢蠕动(这依靠了小肠平滑肌的运动),每分钟蠕动 1 ~ 5 次,完成对食糜的研磨、混合、搅拌等机械消化。经过 5 ~ 8 小时,食物穿越这漫长的"长廊"到尽头时已经所剩无几,余下的只不过是一些没有营养价值的残渣。因此,可以说,**小肠是消化吸收的最重要部位。**

小悟很佩服绒毛的这种"特技",它们动作轻巧,警惕性又高,任何营养物质都逃不过它们的"捕捉"。小悟也几次被它们抓住,后来它们发现只是一颗石子,就把他放了。

小悟在小肠里还遇到了几条可恶的蛔虫,它们仰着头贪婪地抢吃肠子中的食物。难怪生蛔虫的人面黄肌瘦,原来食物中的好东西好多都被它们偷吃了。

小悟漫游完小肠,已是下午四点了。在胃里花费了 3 个多小时,现在要抓紧时间,尽快游完消化道的最后一站——大肠,争取在傍晚离开这里。

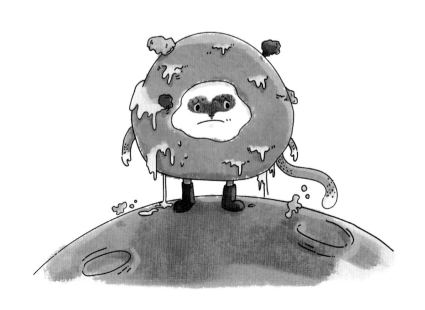

赶快离开大肠

别看大肠不太长，花样可不少，有盲肠、升结肠、横结肠、降结肠、乙状结肠、直肠等。它的走向很特别：从"王国"的右下腹部向上，再横到左侧腹部，继续向下，成为一个"π"形。

大肠比小肠粗多啦，盲肠的一角还有一个细细的小管通向里面，人们叫它阑尾。小悟进去一看，很狭窄，刚能让他这颗小"石子"通过，末尾是死路，他只好又回来。**要是较大的石子、粪块进去，很容易造成阑尾内腔堵塞而发炎，这就是阑尾炎。**由于阑尾靠近盲肠，所以也有人把阑尾炎称为盲肠炎，但其实它们是不同的。

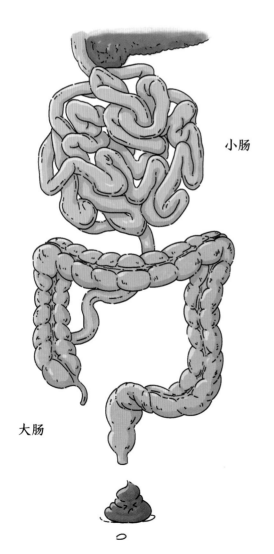

小肠

大肠

食物的消化吸收在小肠里已大部分完成，**大肠的主要职责是吸收水分**。消化道里的胃液、胰液、胆汁、肠液每天总量竟达 8000 毫升左右。每次排出的大便不过带 200 毫升水，大量水分都是通过大肠壁的细胞大口大口"喝"回去的。因为大肠壁的细胞不像小肠那样有纤毛，吸水速度就很慢。小悟发现**食物残渣通过前半部大肠时，由液体状态变成半固体状态，到后半部大肠时，半固体状态又变成固体状态**。小悟本来在肠子里还能自由自在地东游西荡，这下可遭殃了，被一团团粪便包围着，束缚着手脚。

在这样的环境里，细菌可欢乐了，弄得肠子里臭气冲天。再加上肠子里的液体本身有些气味，形成一股粪便特有的怪臭，直往小悟的鼻子里冲。

小悟被迫随着成堆的粪便缓慢地跑到大肠末端称作**直肠**的地方。看来，这个直肠已经考虑到了自己要**贮藏一定数量的粪便**，所以样子长得很怪，仅 15 厘米长，两头小，中间大。中间膨大的部分像一个能多存水的茶壶中间鼓出的部分，所以又叫直肠壶腹部。粪便慢慢集中到这儿。小悟实在受不了这样的遭遇：又是被牙齿咬，又是被胃磨，再加上被胆汁染得浑身发黄，现在还被围困在粪便中间。必须赶快离开！小悟竭尽全力，使出浑身力量，拼命挤呀，挤呀，一口气挤到肛门附近的血管边上，"砰"的一声，又变成一只细胞，搭上血液"列车"，与消化道不辞而别。

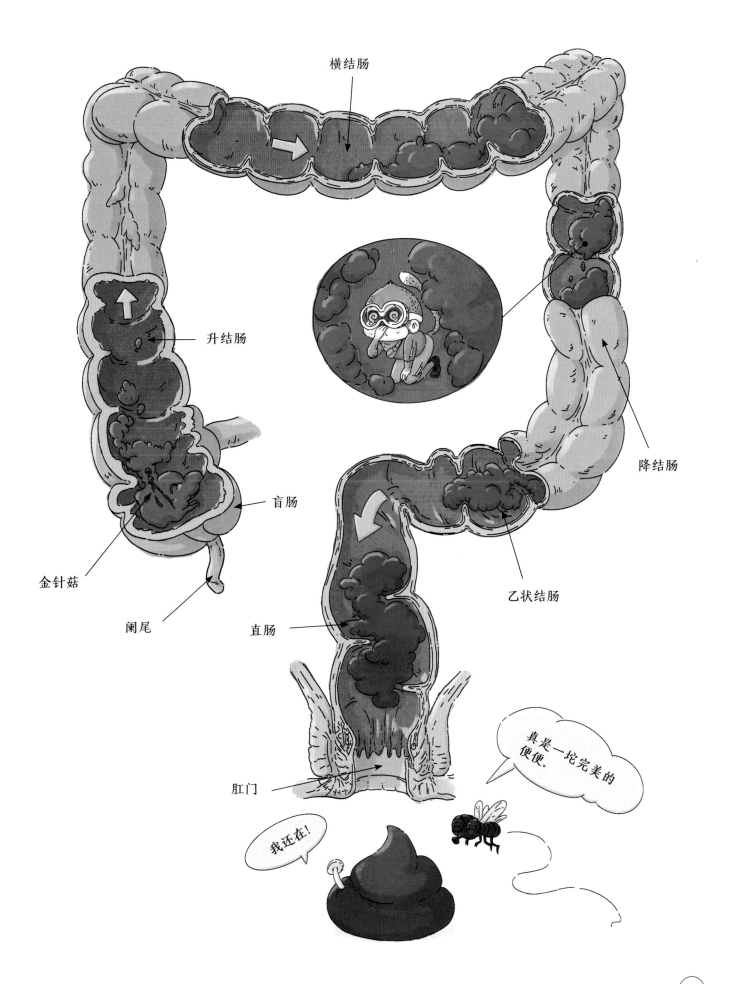

第九章
在淋巴"涓流"里游泳

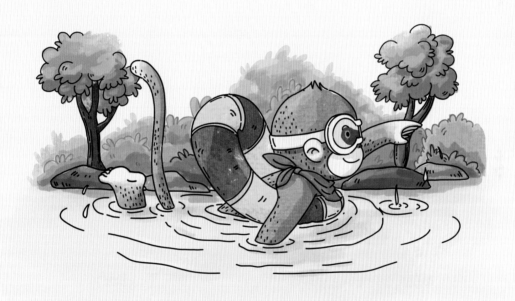

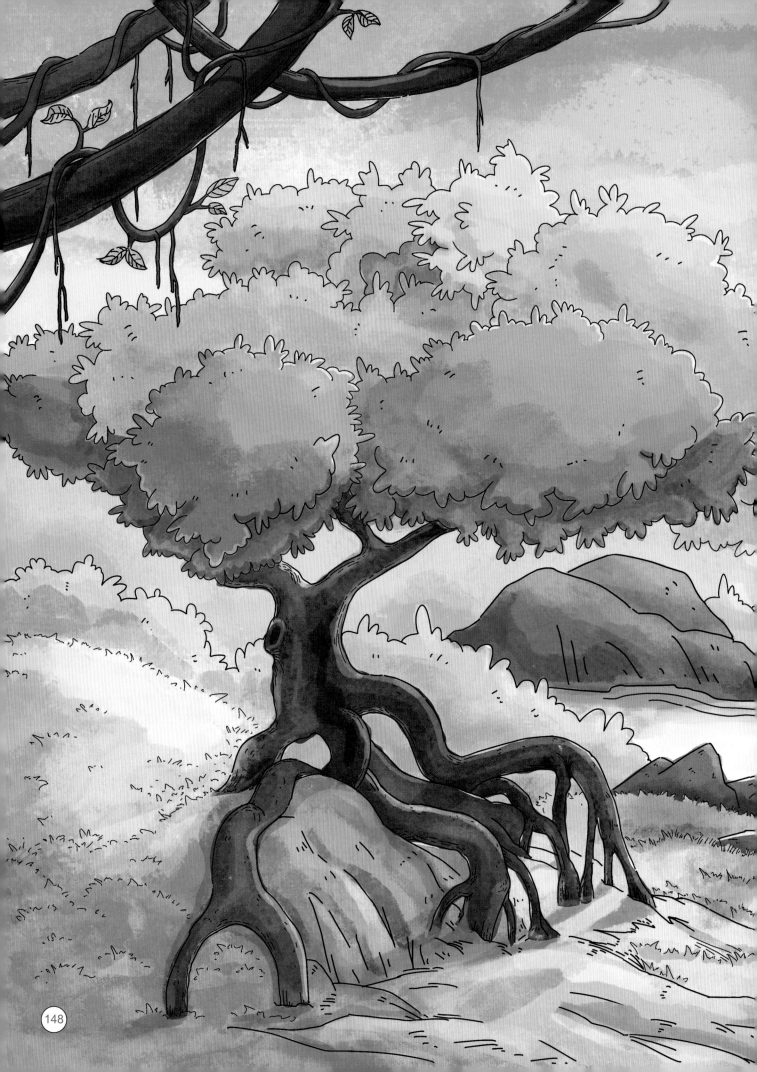

这股"涓流"的由来

你一定见过山间的溪水吧！涓涓细流，清澈迷人。人体"王国"也有这样一个美妙的"世外桃源"，那就是细水长流的淋巴系统。

小悟从消化道归来时已是傍晚，正巧有几个淋巴细胞来邀他到淋巴"涓流"里去游泳。去消遣一下也好，于是他也化身为淋巴细胞，随同它们一起来到"王国"的淋巴系统。

"王国"的淋巴涓流并不像山溪那样清澈，而是一股乳白色水流，有些像牛奶或淘米的泔水模样。在里面游泳照样心旷神怡，别有一番风味。涓流中有无数淋巴细胞在嬉戏，它们都热情地与孙小悟打招呼。

"我们这个游览胜地好吗？"一个淋巴细胞笑着向他。

"太好了！"小悟为这迷人的景色所陶醉。

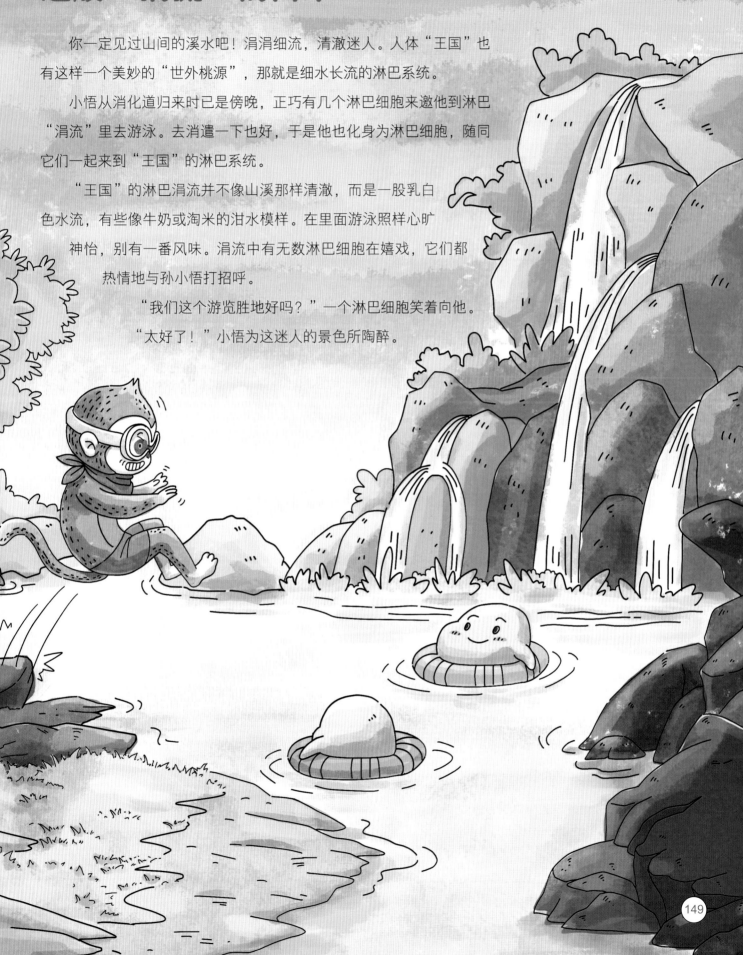

"你知道这股淋巴涓流的由来吗？要不要我告诉你？"淋巴细胞热心地问道。

小悟正想趁游泳的机会弄清楚"王国"淋巴系统的来龙去脉，既然它主动做介绍，真是求之不得，他赶忙回答："好呀！我洗耳恭听！"

淋巴系统是人体'王国'除血液循环外的又一条'运输线'。如果把血液循环比喻为轰鸣的'列车'，那么淋巴涓流只能算速度极其缓慢的'独轮车'。"淋巴细胞神秘兮兮地介绍道。

小悟迷惑不解地问："为什么是'火车'与'独轮车'呢？"

"血液在一分多点的时间里可以周游'王国'全境，而**淋巴却流动得很慢很慢**。最大的淋巴管道里，每分钟也流不过一毫升淋巴液。"

"哦！淋巴与血液还有这点区别，的确有点儿'火车'与'独轮车'相比的味道。"小悟很同意淋巴细胞的比喻。

"不，远非如此。**淋巴流不像血流那样分动脉与静脉，它只是一条单向的'运输线'**。我来给你画一条它运行的线路图吧。"说着，这个淋巴细胞抢过小悟的手机，在上面认真地勾画起来。小悟一看，是一系列淋巴运行的"车站"与线路名称：

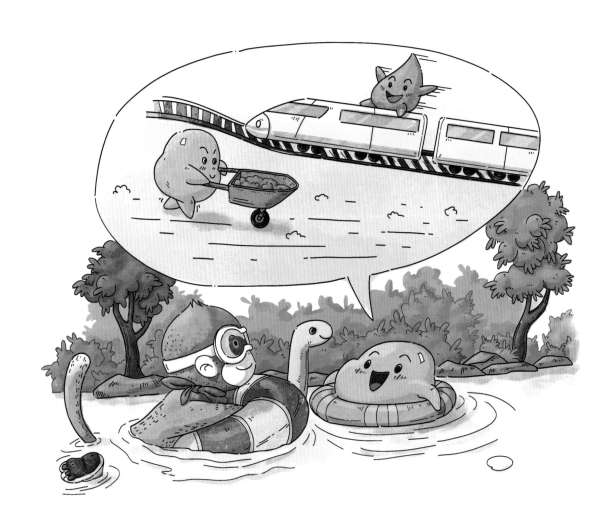

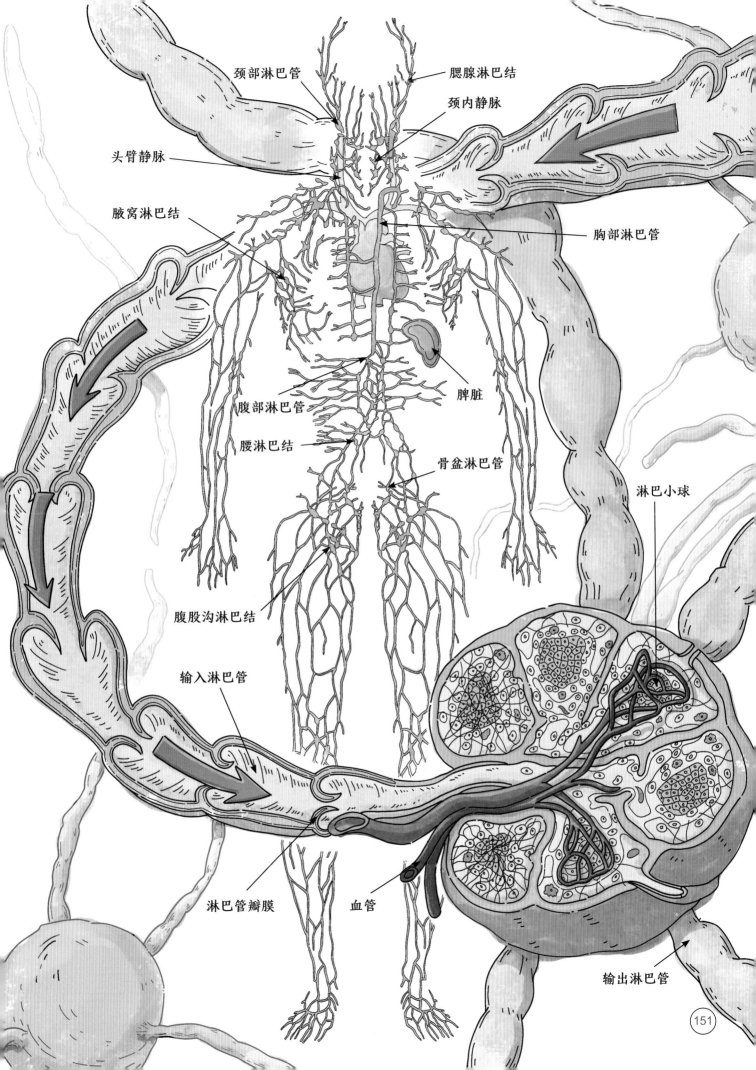

颈部淋巴管

腮腺淋巴结

颈内静脉

头臂静脉

腋窝淋巴结

胸部淋巴管

脾脏

腹部淋巴管

腰淋巴结

骨盆淋巴管

淋巴小球

腹股沟淋巴结

输入淋巴管

淋巴管瓣膜

血管

输出淋巴管

"王国"各地组织内的毛细淋巴管→淋巴管→淋巴结"车站"→淋巴管→淋巴干→淋巴导管（胸导管，右淋巴导管）→大静脉→开动血液"列车"的心脏。

勾画完毕，淋巴细胞接着侃侃而谈：

"淋巴液从'王国'各地的组织中汇集起来，通过毛细淋巴管运到较大的淋巴管里，途中还要经过淋巴结'车站'的'中转'，集中成几条大的淋巴干线，再通向胸部左侧的胸导管或胸部右侧的淋巴导管里，最后流到'王国'颈部下方叫作锁骨下静脉的'铁道'上，直达心脏。归纳成一句话：**淋巴液来自组织，终于心脏。**"

"为什么'王国'各处的组织里有流之不尽的淋巴源流呢？"小悟还有些不太理解。

"这个问题就比较复杂了。这样讲吧！因为组织里的毛细血管网的管壁很薄很薄，血液'列车'开到这里后，'列车'上的水分、无机盐、葡萄糖、营养物质会穿越这层薄膜，有一部分跑到组织的间隙里形成组织液，与组织细胞进行物质交换。交换后，大部分又重新被毛细血管拉回到血液'列车'上，小部分被毛细淋巴管吸收而成为淋巴液。"

"这么说，**淋巴涓流还是血液循环的一个辅助系统，帮助运输遗漏在组织之间的营养物质和代谢废物。**"小悟好像已经明白了其中的道理。

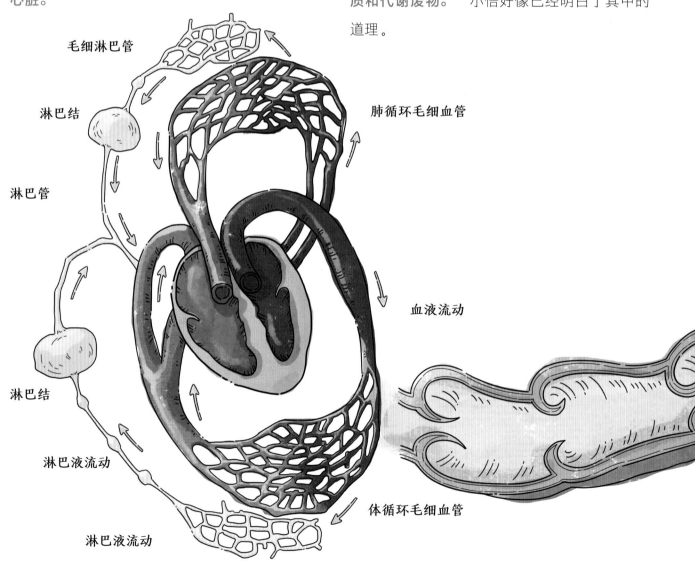

毛细淋巴管

淋巴结

淋巴管

淋巴结

淋巴液流动

淋巴液流动

肺循环毛细血管

血液流动

体循环毛细血管

"可以这样说，但是淋巴系统还有另外一些功能。"这个淋巴细胞若有所思地扳动手指接着说，"你没有想到淋巴结的作用吗？这种淋巴结'车站'有很大的本领：**第一，它能制造淋巴细胞，是骨髓造血'工厂'的得力'助手'。第二，它是'检疫关卡'，能拦截与消灭淋巴液中的细菌、病毒或其他'侵略者'。第三，它还会生产专门对付细菌等'入侵之敌'的'特种武器'——抗体。**"

这时，他们正好游到一个淋巴结附近。看上去，它的直径只有几毫米。小悟钻进去一看，里面有许多细胞，还有大量密集成团的淋巴细胞。小悟还见到几个被淋巴结截获的细菌，已经被折腾得奄奄一息。

淋巴结真是一座既是"工厂"又是"检疫关卡"与"车站"的特殊"建筑"。

同时，小悟还发现"王国"的淋巴结常常喜欢群集在一起：像头颈部、上肢的腋部、下肢的腹股沟部、腹部肠子的根部等处最多。据说"王国"某处发炎或得了肿瘤，如果影响到附近淋巴结，它就会肿大。

"喂！现在带你去拜访几个淋巴'家庭'的'亲戚'。"这个淋巴细胞已游出好长一段距离，回过头来叫孙小悟。可惜小悟没有追上它，还是游散了。

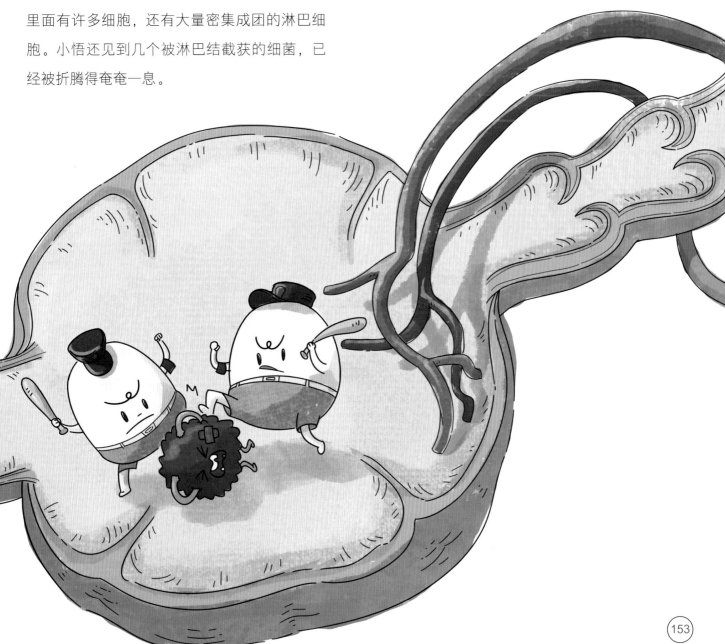

淋巴"家庭"的"亲戚"

和淋巴细胞游散后，孙小悟只好独自去拜访淋巴"家庭"的三位"亲戚"。所谓"亲戚"，是指它们与淋巴系统无论在结构还是在功能上都有极其相似的亲缘关系。

小悟先游到了脾脏那儿。脾脏居住在"王国"的左上腹部，与肝脏"化工厂"遥遥相望。它的个头也不小，体重110～120克，颜色暗红。

它看见小悟游近，就笑容可掬地向他打招呼："你好！淋巴细胞小兄弟！"脾脏压根儿也不会想到淋巴细胞是小悟化身乔装的。

"您好，脾脏大叔！我想到这儿来参观。"小悟彬彬有礼地回答。

"参观？我这里没什么好看的。你看我除了外面包了一层像外套一样的被膜，肚子里不过是一些像骨髓般的组织和各种细胞。"脾脏谦虚地摇了摇头。

"您别客气！请您介绍一下您有哪些本领。"

"'王国'诞生前，还在娘胎里时，**我的作用可大了**！因为当时'骨髓造血工厂'尚未建成，全部造血任务由我承担。"脾脏说到这里，露出得意的神色。

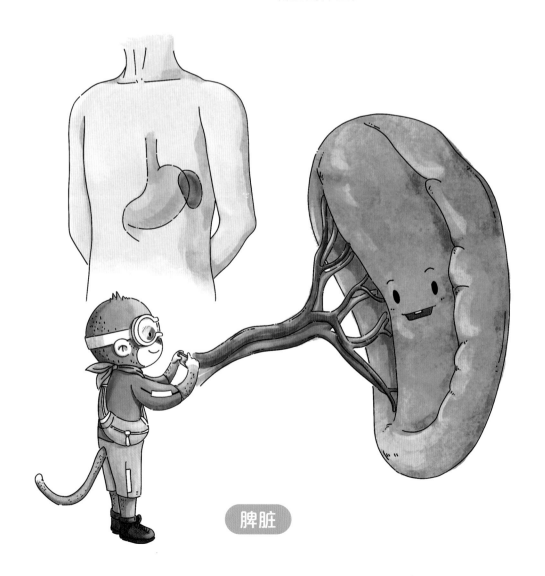

脾脏

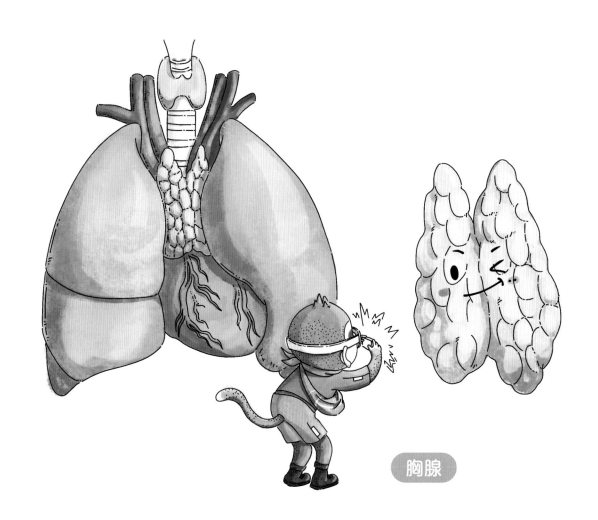

胸腺

　　"'王国'诞生后,骨髓造血'工厂'越来越兴旺发达,我就没有什么大的生产任务了,只不过生产少量淋巴细胞,主要还是储藏些血液,还有处理那些已经衰老无用的红细胞及血小板。就是开刀把我切除掉,对'王国'也没有多大影响,唉!我不中用了啊!"脾脏轻轻叹息一声。

　　其实,脾脏在人体"王国"里并非无用,小悟读到过的一份资料上就这样写道:"脾脏在人体内担负着重要的'防卫'工作,一旦因某种原因切除脾脏,那么这个人的抵抗力、免疫力都会降低,容易发生各种各样的感染,而且这种感染来势往往很猛,死亡率也很高。现代医学已改变过去认为脾脏对于成人来讲并无多大用处的错误观点。"

　　小悟安慰它道:"脾脏大叔,别难过,您对'王国'来讲,是一位有功之臣呀!"

　　接下来拜访的是胸腺。说起胸腺,认识它的人并不多,小悟也不甚了解。他一路询问,终于在胸部那根胸骨上端找到了它。

　　胸腺相貌平常,是一团柔软的脂肪样组织。在"王国"胎儿时期以及诞生后的头几年,胸腺体格健壮,之后就慢慢萎缩,最终被脂肪组织替代。尽管看上去貌不惊人,它在"王国"创业史上也立过汗马功劳。

　　"王国"成长的早期,骨髓"工厂"生产的一部分淋巴细胞由胸腺加工处理,使这种淋巴细胞(就是血液"列车"上见到的 T 细胞)具有直接杀伤细菌的能力,以后这类淋巴细胞大量繁殖,成为保卫"王国"疆土的重要一员。

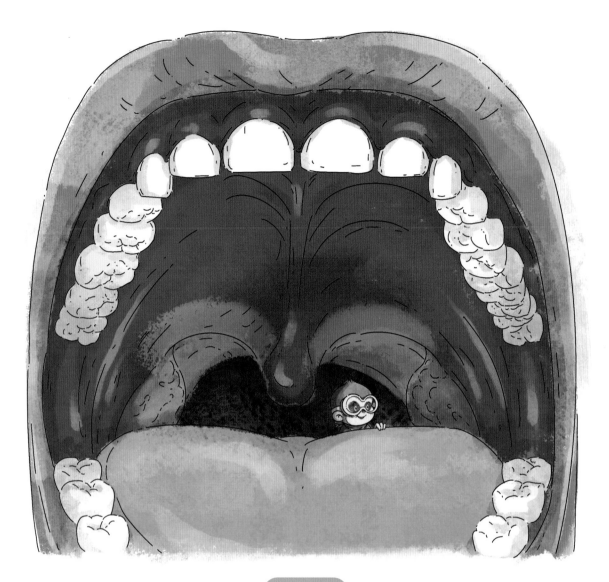

扁桃腺

不过，眼前见到的胸腺大概已完成应有的历史"使命"，已经"告老还乡"了。其实，胸腺的秘密并没有被完全揭示，有人发现它生产的胸腺素具有抗癌作用，有人发现如果将胸腺切除，器官移植的成功率将显著提高。这些现象说明，胸腺并没有真正"退休"。目前，医学家们正在对它的底细和能耐做进一步研究。

第三个拜访对象是赫赫有名的扁桃腺。它们生长在舌根、咽腭，也就是通常所说的喉咙部。它的名气很大，其实模样平常，与小悟刚才见到的淋巴结差不多。

小悟在扁桃腺周围东张西望，引起了它的注意。"小家伙，你在看什么？"

"我在看你为什么有那么大的名气！"小悟故意逗它。

"傻瓜！名气能看得出来吗？"扁桃腺也傻乎乎地笑起来。

"你究竟有多大能耐呀？"小悟看扁桃腺很和气，干脆直截了当地问它。

"我的本领同淋巴结差不多，也会制造一些淋巴细胞，制造部分专门对抗细菌的抗体来拦截、捕获与杀灭细菌。

"不是有句古话叫'病从口入'吗？我就守在喉咙口，在'王国'的第一线上与入侵的细菌做斗争。一旦发生'战事'，我就拼命阻击'敌人'，自己也往往挂彩受伤，这时人家就叫我扁桃腺肿大。这样的'战事'经常'爆发'，我也就出名了。"

"那为什么有时还要开刀把你切除掉呢？"小悟很纳闷：扁桃腺既然像"卫士"那样守护着大门，有时发炎厉害反而要开刀拿掉，不知是什么道理。

"那是因为，**倘使我这里经常发生'战事'，我就会被弄得筋疲力尽，逐渐丧失与细菌战斗的能力，不但打不过细菌，而且还会成为细菌的栖身营地。在这种情况下，把我切除掉，对'王国'的健康反倒更为有利。**"扁桃腺耐心地解释。

小悟赶紧把它讲的内容全部记录下来，回头好写报告。

小悟告别了淋巴"家庭"的最后一位"亲戚"扁桃腺后，在归途上被一张海报吸引住了。

"太好了！'王国'要举行内分泌魔术表演啦！"小悟欣喜若狂地跳起来。

这不是一个千载难逢的好机会吗？他决定改变一下漫游计划，把原先安排在第四天下午漫游参观"王国"内分泌系统的程序提早到明天上午八点进行。

夜幕降临时，第三天的漫游结束了。下午在消化道里的遭遇，弄得小悟疲乏不堪，这时候他感到自己必须抓紧时间休息了。

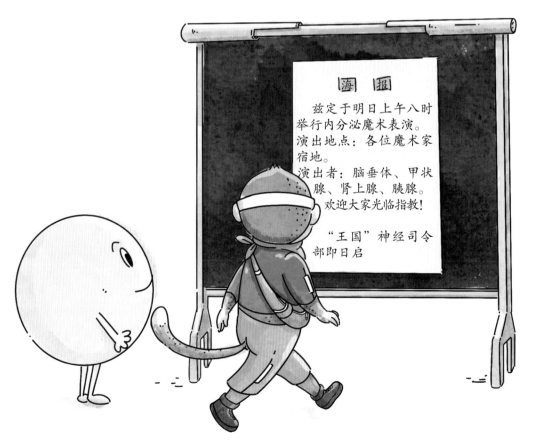
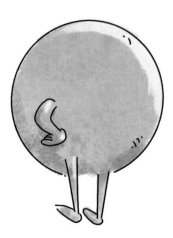

海报

兹定于明日上午八时举行内分泌魔术表演。
演出地点：各位魔术家宿地。
演出者：脑垂体、甲状腺、肾上腺、胰腺。
欢迎大家光临指教！

"王国"神经司令部即日启

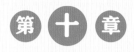

第十章
观看内分泌"魔术家"的表演

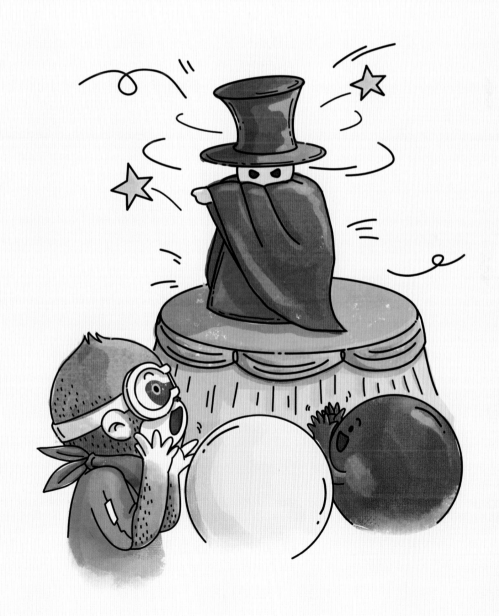

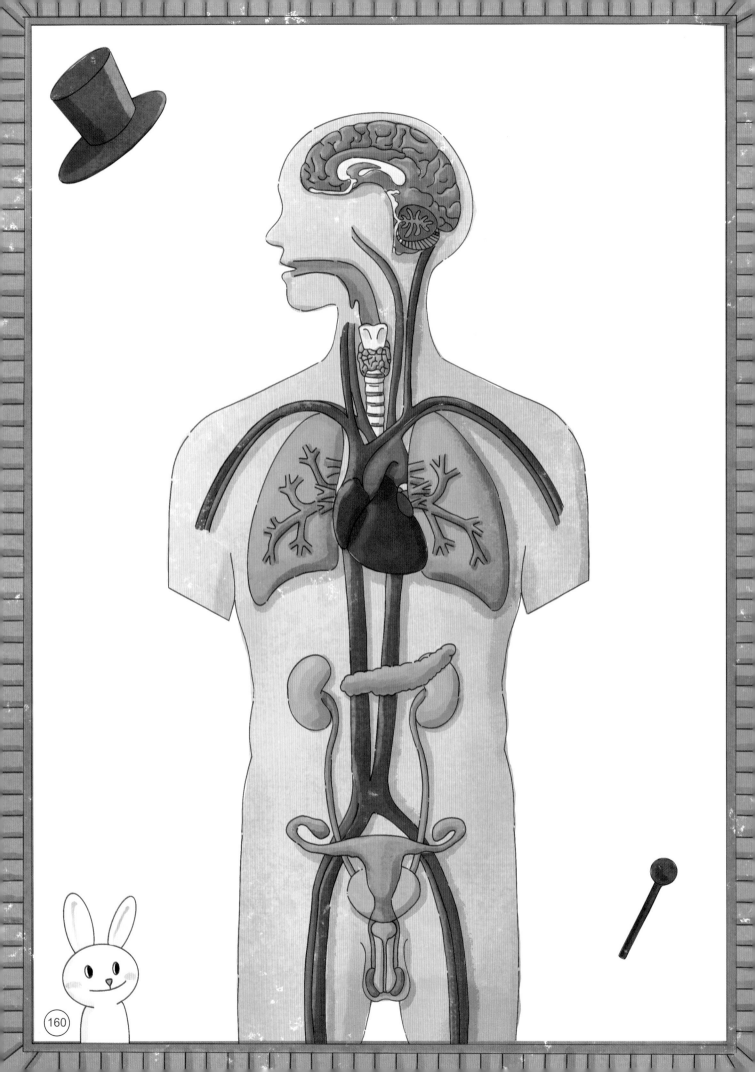

垂体的"魔力"

孙小悟早就听说几个内分泌腺是人体"王国"的"魔窟"，它们的个头虽然都不大，但都有无穷无尽的力量，每个都能释放出一些不同种类的称为激素的"法宝"，根据"王国"不同形势的需要，像"魔术家"那样变幻莫测地用这些"法宝"施展"魔力"。

"魔术表演"即将开始，按照节目单，第一个粉墨登场的是享有盛名的垂体。

该出场了！可是演员在哪里呢？舞台上怎么全无"人影"？观众席一阵骚乱。

"我在这儿！"一个微小的声音回答道。

小悟循声望去，嗨！德高望重的垂体原来只有一颗小黄豆大，实在是貌不出众。也许垂体也看出了观众的反应，突然傲慢地放开嗓门叫起来："人们常说：'人不可貌相，海水不可斗量。'你们一定是见我这个小个子模样好笑吧？别小看我！我的体重虽然仅 0.5 ~ 0.65 克，平时又隐居在脑子'司令部'的深处，但我是'麻雀虽小，五脏俱全'呀！"

说着，垂体把身上的衣服一拉，露出它的"五脏六腑"。小悟定睛一看，果然不错，小小的身体还分成好几个部分呢！

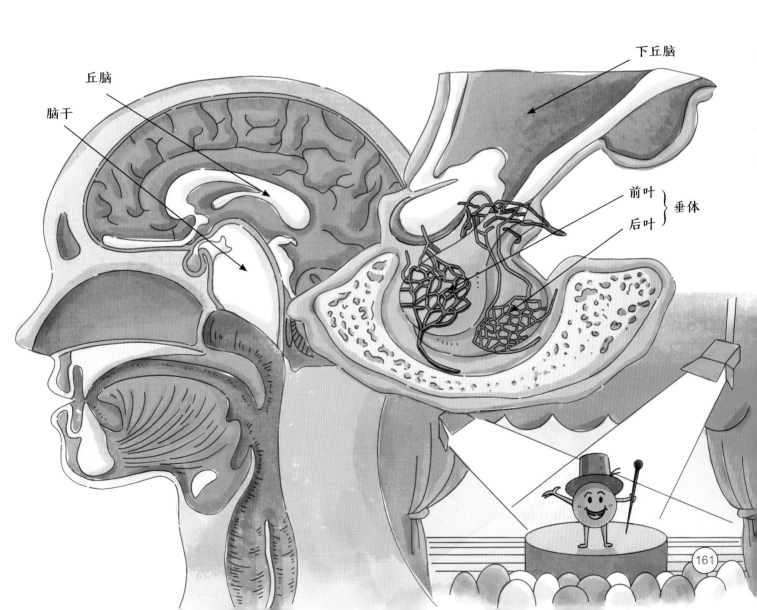

丘脑

脑干

下丘脑

前叶 } 垂体

后叶

"我的这部分叫垂体前叶。"它指指身体的前半部，然后又指指身体的后半部接着说，"这部分叫垂体后叶。倘使再细分，后叶还可以分成后叶中间部与后叶神经部两个部分。"

"请你开始表演吧！"观众们异口同声地要求道。

"别着急！我先得把我所有的'法宝'一样样介绍给大家。"

"我前叶的'法宝'最多，例如生长激素、促甲状腺激素、促肾上腺皮质激素、催乳素、卵泡刺激素、黄体生成素等。"小悟一面听它讲，一面把这些复杂的"法宝"名称一字不漏地记在笔记本上。

"我的后叶中间部藏着一种无关紧要的黑色细胞刺激素。后叶神经部还能够贮藏并释放下丘脑分泌的抗利尿激素。"

垂体讲了一大堆"法宝"的名称，小悟数了一下，整整有九样，太复杂了，弄得大家反而糊涂起来。

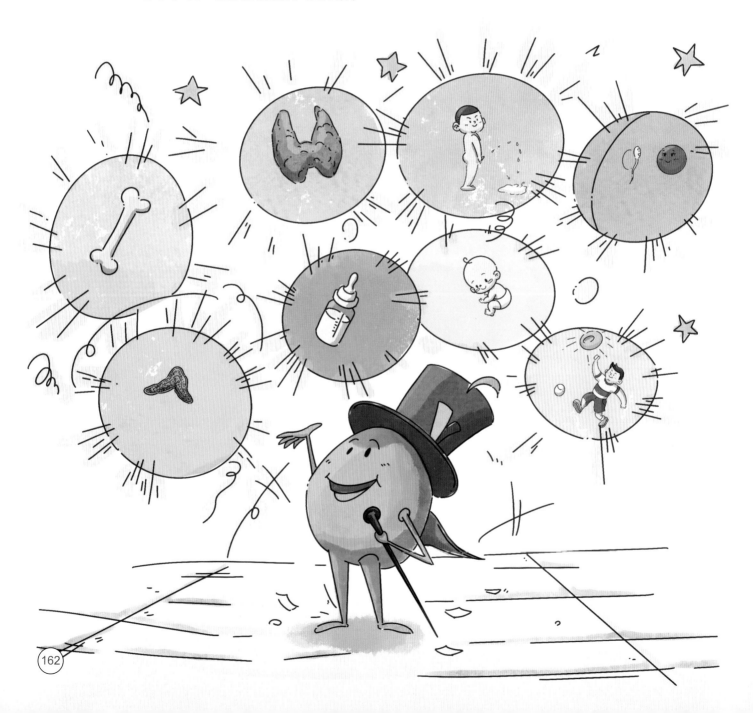

垂体的几种激素"法宝"

法　宝	本　领
生长激素	促成蛋白质合成和骨头生长
促甲状腺激素	督促甲状腺工作
促肾上腺皮质激素	主管肾上腺皮质的"生产"
促性腺激素	控制性腺，促进性腺的生长发育，调节性激素的合成和分泌
卵泡刺激素	促进男子睾丸产生精子，女子卵巢生产卵子
黄体生成素	促进男子睾丸制造睾丸酮，女子卵巢制造雌激素、孕激素，帮助排卵
黑色素细胞刺激素	命令黑色素细胞工作
催乳素	促进乳腺成熟和乳汁分泌
抗利尿激素	管理肾脏排尿，升高血压
催产素	促进子宫收缩，有助于分娩

垂体环顾了一下四周，用征询的语气问道："我是'王国'最重要、最复杂的内分泌腺。但因为时间有限，每样'法宝'都给大家表演一遍是不可能的，何况后面还有其他内分泌'魔术家'要表演精彩节目呢！所以今天，我就挑选几样献献'丑'，好吗？"

"要不您先把每样'法宝'的本领给大伙说清楚吧！"主持这次演出的神经司令部提了个建议。

"好的，没问题！简单来讲，生长激素能促进'王国'的生长与发育；催乳素可命令女性'王国'的乳房发育成熟及'供应'乳汁；促甲状腺激素专门管理甲状腺的工作；促性腺激素可以控制性腺，促进性腺的生长发育。"脑垂体边说，边展示出一张表格。

"这样说起来，促肾上腺皮质激素、卵泡刺激素、黄体生成素都是去指挥有关的'机构'进行工作的，是吗？"一个从骨髓刚来到血液"列车"里参军的红细胞好奇地问。

"小兄弟，你说得很对，前面那个'法宝'是专管肾上腺的，后面两个'法宝'则干预睾丸或卵巢这两个'工厂'的'事务'。"

"另外，我的黑色素细胞刺激素可以刺激一些能产生黑色素的细胞工作，使皮肤颜色加深。至于抗利尿激素，可以限制肾脏排尿。催产素可以帮助'王国'生孩子。"

脑垂体技巧娴熟地念念有词，向外面释放了几样"法宝"。没过多久，脑垂体的手机响了两声，应该是收到了信息，脑垂体瞥了一眼手机后就得意扬扬地朗读起来：

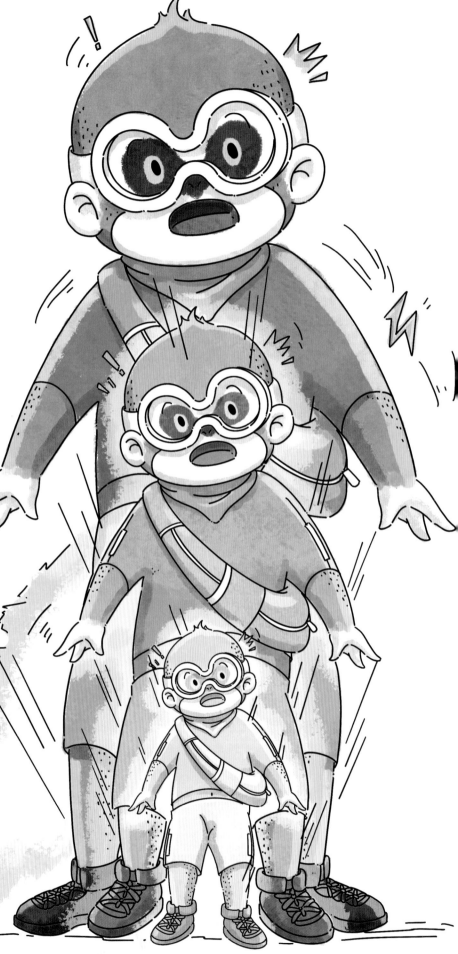

垂体大哥：

请不要再大量分泌促甲状腺激素了，这样下去我受不了！告急！！

甲状腺

垂体大哥：

你是不是在演出？一下子来了这么多促肾上腺皮质激素，我豁出老命也完不成任务呀！

肾上腺

念完信息，垂体收起"法宝"，高高举起手机，得意地说："刚才我不过比平时多释放了一些促甲状腺激素与促肾上腺皮质激素，它们两位就受不了！可见我这两件'法宝'的威力。"

接着它又说："专门指挥'王国'生殖'机构'里睾丸或卵巢的卵泡刺激素与黄体生成素的本领也基本类似，就不另作表演了。"

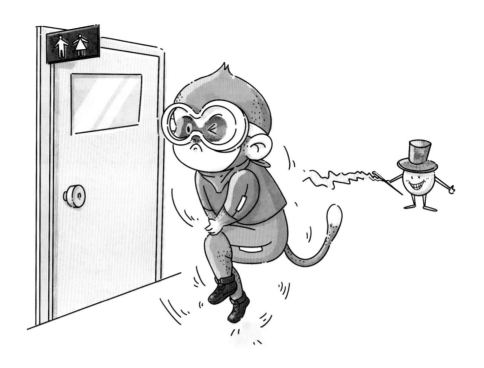

"请表演一下生长激素及抗利尿激素的本领，好吗？"那个新"参军"的红细胞又要求道。

"当然要表演，可是要请一位观众上台来协助我演出。"垂体睁大眼睛朝观众张望，视线停在了小悟身上，"请您上台来，好吗？"

小悟腼腆地走上舞台，刚刚站稳，只听见垂体大叫一声："请看！生长激素来了！"

小悟只觉得有一阵风沙向他迎面扑来，还没反应过来，身体就增大好几倍。

舞台下爆发出一阵热烈的掌声，有的观众在喊叫："好一个生长激素！果然名不虚传，的确有促进生长发育的'魔力'。"

垂体收回生长激素，小悟在一阵风沙中恢复了原状。

"感觉还好吗？现在再麻烦您一次！"它笑着跟小悟说。

说时迟、那时快，垂体再次念动咒语，又是一阵风沙过去，小悟发现自己再也解不出尿来，痛苦无比。台下又传来一阵哄笑。小悟看见上次给他介绍血液"列车"装载货物的那个红细胞乐滋滋的，也挤在观众里幸灾乐祸地瞧着他的狼狈相，觉得窘迫极了。

"这就是抗利尿激素的力量，它可以使肾脏把水分都吸收回来，尿量显著减少。"垂体边说边收回抗利尿激素，小悟总算松了一口气。

"如果这个'法宝'坏了，'王国'就会患尿崩症，一天内要排出好几千毫升尿液，那可够你受的。"垂体说完，送小悟走下了舞台。

小悟被垂体的"法宝"弄得狼狈不堪，但也深深感受到垂体"魔力"之大。甲状腺、肾上腺的告急电报都口口声声称它为大哥，足见它还是内分泌"魔术家"的"首领"呢！

"谢谢大家观看！**我虽然有些小本领，日常工作还得在神经司令部的统一指挥下进行，自己绝对不能独行其是。**"垂体谦虚一番，向观众几次谢幕后，退出了舞台。

甲状腺的力量

不到半分钟，孙小悟赶到了第二个演出场地。甲状腺已在"整装待演"。甲状腺长得像一只红褐色的蝴蝶，重量近 30 克。它舒服地生活在"王国"颈部的前面，是"王国"内最大的内分泌腺。

"我的本领远远比不上垂体。"甲状腺一上台就谦逊地说，"各位刚看过脑垂体的表演，它有那么多的'法宝'。我的'法宝'只有一个，叫作甲状腺激素。"

"我先表演给大家看看。第一个节目是释放大量甲状腺激素。"

甲状腺收起肚子，挺起胸膛，尽量制造甲状腺激素，并且不断向外输送。这个"法宝"很快被血液"列车"装载着运向"各地"。

不一会儿，小悟就感到整个"王国"大地在震动，出现了翻天覆地的变化：

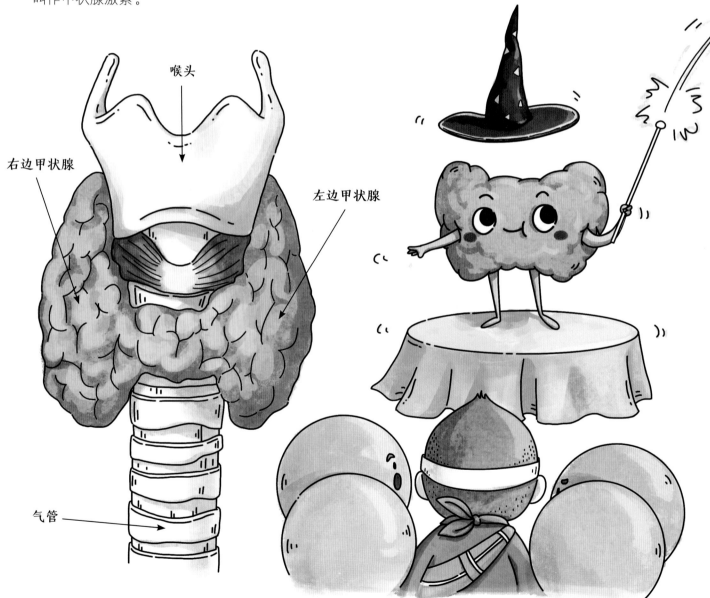

喉头

右边甲状腺

左边甲状腺

气管

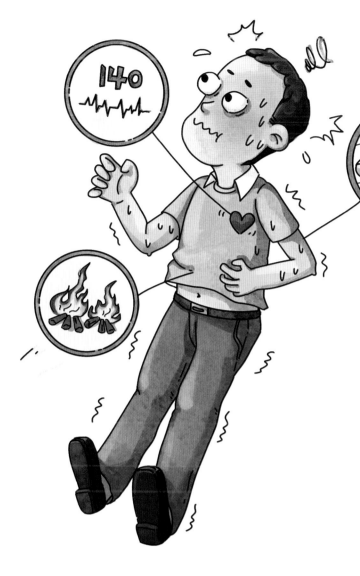

——开动血液"列车"的心脏跳动到每分钟140次以上！

——血液"列车"在猛烈飞奔！

——"王国"各地的蛋白质、脂肪和糖大量"燃烧"！

——布满"王国"疆土的皮肤剧烈出汗！

——敏锐的眼睛"哨所"向外鼓突出来！

——"王国"的整个肢体都在颤抖！

从"王国"各地雪片似的发来告急电报：

"甲状腺，你在干什么？！"

"快停止你的表演！"

"你疯了吗？！"

"快收起'法宝'！要不我们就没命啦！"

"快收起来吧！快收起来吧！"许多观众也焦急万分。

甲状腺不慌不忙地收回"法宝"，笑嘻嘻地对观众说："我分泌的甲状腺激素并不像垂体的每件'法宝'那样专事专用，而是全面影响'王国'。它可以促进身体的新陈代谢，帮助动员与安排蛋白质、脂肪、糖及其他营养物质，促进身体生长与发育，健全大脑与神经的功能，加强心脏与血管的活动，还有一定的利尿作用。"

"那为什么甲状腺激素会引起刚才所见到的那种可怕的后果呢？"小悟不解地提出疑问。

"你们还记得在垂体大哥表演时，我发给它的信息吗？正常情况下，我是听从它的促甲状腺激素这件'法宝'指挥的，按'王国'的需要适当释放甲状腺激素，去参加'王国'的各项管理工作。一旦释放出去的甲状腺激素数量太多，矛盾就会转化，好事就会变成坏事，产生的后果严重。"

"除了表演，还会有这种过多释放的情况吗？"小悟不相信真会有这种事，所以又问它。

"当然有，在我患甲状腺功能亢进症时，甲状腺激素会大量制造并大量释放，'王国'就会出现先前一系列的症状。因为我患病了，也是身不由己呀！"甲状腺用手比画自己身子增大的样子，表示患这种病后甲状腺会肿大。

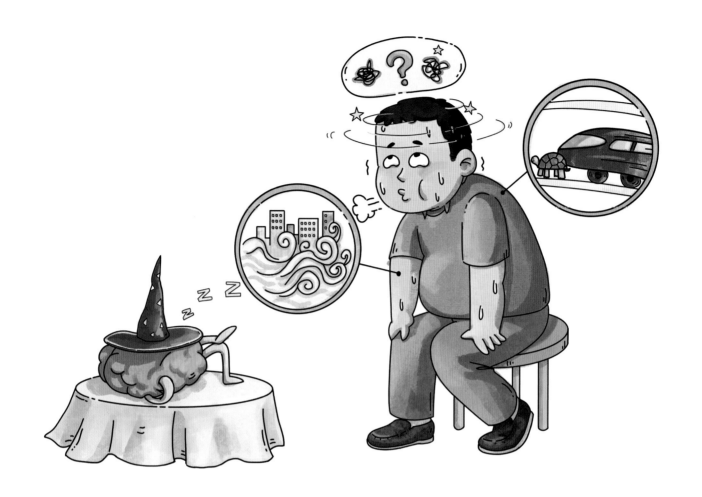

"我看你还是少用这个'法宝'为妙。从你的表演看，甲状腺激素对'王国'的影响太大了。"小悟奉劝道。

甲状腺摇了摇头，说道："你以为释放甲状腺激素宁少勿多为好吗？请大家看我的第二个节目：停止释放甲状腺激素。"

话音刚落，只见甲状腺收回了分散在各地的甲状腺激素，按兵不动地呼呼大睡。血液"列车"再也装载不到一丁点儿的甲状腺激素。

过了一会儿，"王国"又起了新的变化：

——"王国"各地都发生水肿，闹起"水灾"来啦！

——大脑皮层"司令部"的记忆与理解能力在减退，智力显著下降！

——心脏的跳动速度减慢！血液"列车"缓慢爬行！

——全身的新陈代谢都快要停顿了！

"醒来！快醒来！"观众都在为"王国"的生命担忧，拼命朝蒙头大睡的甲状腺叫唤。

"喂！甲状腺'魔术家'！赶快释放些甲状腺激素'法宝'吧。要不然，就麻烦了！"小悟看到"王国"奄奄一息的模样，真怕出事，也随着观众的叫嚷大声嘶喊。

甲状腺打了个大大的哈欠，揉揉眼睛，懒洋洋地说："睡得好舒服呀！怎么，你们受不了？"说罢，它向外施放了一些甲状腺激素，"王国"这才逐渐恢复正常。

"好了，好了！算你甲状腺的力量大！"小悟松了一口气，接着代表观众提出了一个建议，"还是请你告诉我们一些制造甲状腺激素的奥妙吧！"

甲状腺点点头，不慌不忙地说："让我慢慢说来。我的这个'法宝'**虽然名叫甲状腺激素，实际上是由甲状腺素与三碘甲状腺氨酸两样东西合成的。在制造甲状腺激素的过程中，**需要一种非常重要的原料。"

"什么原料？"小悟问。

"我知道！是碘！"小悟旁边的淋巴细胞抢着说。

"是的，碘是我不可缺少的东西。正像'王国'需要粮食一样，我每天也需要碘。从食物中，'王国'一天大约能获得 150 ~ 500 微克碘；其中 1/3 给我，另外 2/3 随尿液排泄掉。我还是'王国'专门贮藏碘的'仓库'，90% 以上的碘都集中在我这儿。"

"那你每天能生产多少甲状腺激素呢？"一个观众问。

"80 微克左右。因此，每周至少要供应给我 1 毫克碘，每年就要 50 毫克。这样的数量，在沿海居住的人体'王国'的饮食中是绰绰有余的，可是在离海较远、海拔较高的高原山区，'王国'的饮食中可能不够。"

"那怎么办呢？"那个观众继续问。

"**如果缺少碘，我就制造不出甲状腺激素。这不仅会对'王国'带来危害（比如出现呼吸困难等症状），我自己也会浑身发肿。有人就说我得了地方性甲状腺肿（俗称大脖子病），需要及时治疗。**"

"为什么有些青少年甲状腺也会肿大，也是缺乏碘的供应吗？"小悟突然想到这么一件事。

"青少年处在生长发育阶段，新陈代谢旺盛，对碘的需求量很大。假如碘供应不足，或者正常饮食中相对性缺碘，我也会一时性增大。过了青春期，我这种身体的肿大也会逐步好转。要预防地方性甲状腺肿或青春期甲状腺肿大，最好的办法就是多摄入碘。"甲状腺稍停顿一会儿，又风趣地向观众提了个问题，"哦！对了！我考考各位，什么食物中含碘量最多？"

"海带！这谁都知道！"小悟脱口而出。

甲状腺笑着点了点头，在观众的鼓掌声中走下舞台。

小悟真没有想到，不常被人注意的碘，居然与具有巨大力量的甲状腺有着如此亲密的关系。甲状腺的表演给他上了生动的一课。

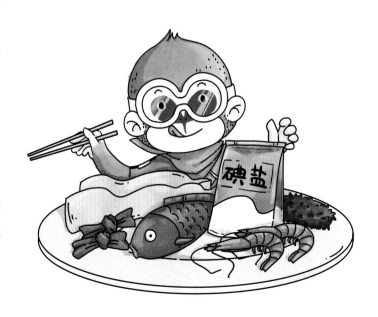

肾上腺的"法宝"

肾上腺"魔术家"有两位，它们像小小的帽盖那样，分别盖在左右两只肾脏上。每位肾上腺"魔术家"的体重仅3～5克，长40～60毫米，宽20～30毫米，厚2～8毫米。

听说肾上腺的"法宝"在所有内分泌魔术家中是最多的，小悟倒要看看它们究竟有些什么"法宝"。反正左右两个肾上腺是相同的，所以今天的表演按神经司令部的意见，由左侧肾上腺进行。

这位肾上腺"魔术家"并没有马上"演出"，而是让大家先到它的身体里参观。

在通向肾上腺的入口处，小悟得到了一张"导游表"。

肾上腺"法宝"导游表

肾上腺皮质球状带	盐皮质激素
肾上腺皮质束状带	糖皮质激素
肾上腺皮质网状带	性激素
肾上腺髓质	肾上腺素与去甲肾上腺素

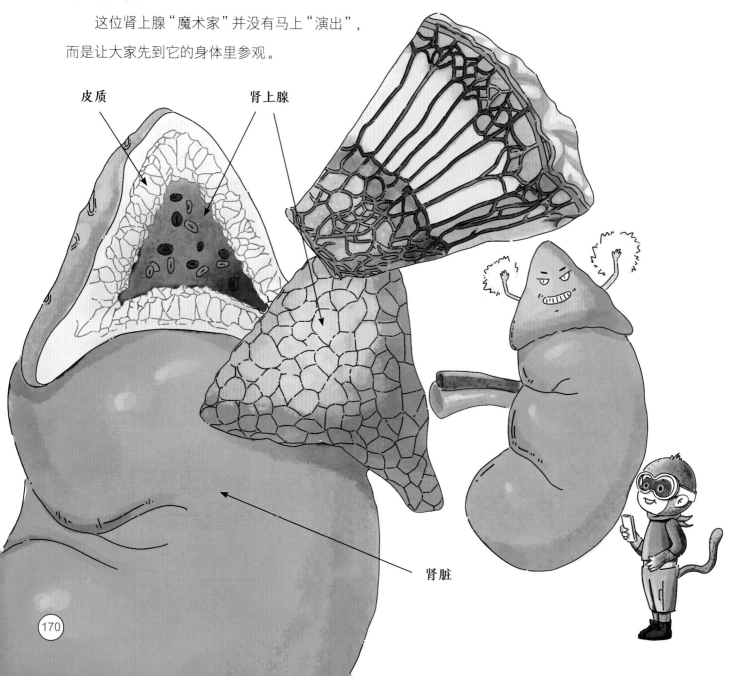

皮质　　　肾上腺

肾脏

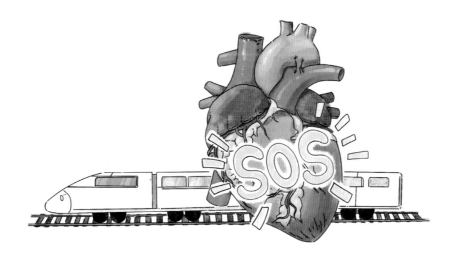

小悟随着还在络绎不绝到来的细胞群一起参观。首先来到肾上腺皮质部位的第一层：**球状带**。这里很薄，里面有数不清的细胞，每个细胞都像一个圆球，所以叫作球状带。**它们珍藏着一种叫盐皮质激素的"法宝"。这类激素种类很多，其中最重要的是醛固酮。**穿过球状带，就进入了**比较厚的束状带**，细胞都呈条束形状。它们珍藏的"法宝"可多啦！小悟数了数，不下几十种，**统称为糖皮质激素。**第三层很薄，细胞交叉排列成网状，珍藏的"法宝"也不少。它们上面标着孕酮、雌二醇、睾酮等五花八门的名字，**统称性激素。**

看完肾上腺皮质，再来到**红褐色的肾上腺髓质**参观。它占的比例很小，只有肾上腺重量的 10%。里面有一种特殊的细胞，名字很怪，叫作嗜铬细胞。这种细胞必须先用含有铬的药液处理后，使细胞里出现棕色小颗粒才能被看清，所以得名嗜铬细胞。**嗜铬细胞有同一性质的两大法宝——肾上腺素与去甲肾上腺素。**肾上腺髓质中肾上腺素与去甲肾上腺素的比例大约为 4∶1，以肾上腺素为主。

参观完毕，肾上腺就开始"魔术表演"了。它首先拿出醛固酮这个"法宝"，对观众说：

"**我第一个'法宝'叫醛固酮，它能调节'王国'境内所有水和盐的代谢，**简单讲，它具有保水、保钠和排钾的作用。如果醛固酮大量释放出去，会造成'王国'大量潴留水和钠。而钾呢？又大量地向'王国'外排泄掉。"

说着，肾上腺将许许多多醛固酮抛到血液"列车"上，顿时，"王国"的血压上升，各地水、钠积聚，泛滥成灾，而"列车"上的钾迅速减少。血钾的变化对"王国"的影响最大，在肾上腺向外大量施放醛固酮的同时，血液"列车"的"货运部门"不断发来血钾变化的报告：

血钾 16 毫克／每节车厢。达到正常值的最低限度。

血钾 13 毫克／每节车厢。已低于正常值！……

血钾低于 10 毫克／每节车厢。危险！！

这时，心脏发来呼救"信号"：

肾上腺先生：

请您别再玩弄醛固酮这个"法宝"了！血液"列车"上的钾已不到每节车厢 10 毫克，知果再不停止，我随时有停止跳动的危险！

十万火急！！

心脏

即刻

肾上腺赶紧停止表演，然后环视了一下被惊吓得呆若木鸡的观众们，说："看见没有？小小的醛固酮就有这么大的威力，单单对血钾这一项造成的影响，就已相当危险。因为'王国'**对血钾量十分敏感，血钾过多或过少都会导致心脏停止跳动**，所以我刚才的表演是十分冒险的。"

观众们还心有余悸，肾上腺又开始了下面的演出。

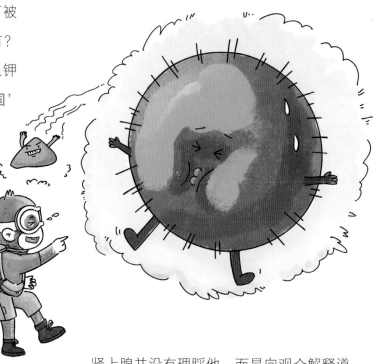

"现在,请看我的第二样'法宝'。这个'法宝'名叫**糖皮质激素**，著名的可的松、强的松等都属于糖皮质激素。**它们的本领是调节'王国'境内蛋白质、脂肪、糖的代谢，可以使血液'列车'上的糖量增加，使蛋白质大量分解，使脂肪贮藏起来。**哪位可以上台帮我表演？"肾上腺一面说着，一面把旁边的一个红细胞拉上了台。小悟一看，正是那个曾经笑过他的傲慢的红细胞。

一刹那，肾上腺皮质的束状带里喷出一连串"法宝"，全数扑到这个傲慢的红细胞身上。

"变了！变了！"观众喊叫起来。

小悟仔细一看，这个红细胞出现了许多稀奇古怪的变化：

——脸像满月一样肿大起来！

——背脊变得像水牛背一样隆起！

——身体胖得出奇！

——身上长出许多毛发！

——血压也不断上升！

……

"天啊，我受不了！"这个傲慢的红细胞竭力呼救。

肾上腺并没有理睬他，而是向观众解释道："糖皮质激素大量分泌，'王国'就会生一种叫'库欣综合征'的病，并出现这些症状。"说着，肾上腺用手指了指旁边的红细胞。

"快收回你的糖皮质激素！我要抗议了！"傲慢的红细胞还在大声吼叫。

"哦！对不起！"肾上腺这才赶忙从它身上取走"法宝"。

红细胞逐渐恢复原状。它愤怒地跳下舞台，指着肾上腺嚷道："你不能为了扣人心弦的表演，不顾别人死活，让我受罪呀！"

"对不起！对不起！"肾上腺再三表示歉意，红细胞这才噘着嘴不吭声了。

肾上腺拍了拍手，继续表演。

"现在请看我的第三样'法宝'，由我的网状带分泌的性激素来演出。哪位还愿意上台来协助一下？"由于刚刚受到那个红细胞的责备，肾上腺不敢再随便拉谁上台帮忙，只是用征询的目光看着大家。

"我看还是算了吧！你就口头讲一讲吧！"主持表演的神经司令部怕肾上腺再招惹是非，提议不要再做示范表演。

"也好！那我就介绍介绍吧。**性激素与'王国'的性别与性功能有直接关系**，如果我这个'法宝'胡乱施放，那么孩子'王国'就会过早发育成熟，女性'王国'可能变成男性，男性'王国'也能变为女性，女人会长胡子，男人的乳房会增大……"

"那还成什么体统？！"有观众喊叫道。

"是呀！所以我对这些'法宝'管理得很严格，不准它们轻举妄动。"肾上腺拍了拍胸脯，继续说，"最后，请看我的第四样'法宝'：**髓质分泌的肾上腺素与去甲肾上腺素**。"

"这不是**抢救生命用的强心剂**吗？"小悟在台下搭茬。他曾见过医生用肾上腺素与去甲肾上腺素抢救病人。

"正是如此，'王国'需要的这类强心剂就是由我生产的。**如果我过量将它们装运到血液'列车'上，'王国'的血压就会明显上升。**厉害时，收缩压甚至可达 300 毫米汞柱以上，严重威胁生命！"

"这种情况只有在我的髓质部分长出嗜铬细胞瘤时才会发生。嗯，这个'法宝'怎样表演呢……"肾上腺停顿了一下，歪着头仔细考虑怎样才能让观众体验肾上腺素与去甲肾上腺素的"威力"。

"这样吧！我稍微放一点儿出来，让大家体验一下。"说着，肾上腺朝观众席里轻轻一吐。

小悟立即感到头痛、脑袋发胀，心脏剧烈跳动，用血压计一量，啊呀！血压上升到180/130 毫米汞柱了！再看看周围的观众，个个都一样。

好在肾上腺放出的这两样"法宝"的数量甚微，不一会儿工夫，大家就恢复了正常。

"你们不要看我的'法宝'花样不少，其实我控制它们的'权力'并不大。**我要听从神经司令部的指挥，尤其我的皮质那部分还要受垂体大哥的支配。**"在结束表演前，肾上腺讲了这么一段含义深长的话。

这时，小悟才想起，观摩垂体表演时，的确看到过一份肾上腺发来的加急电报。

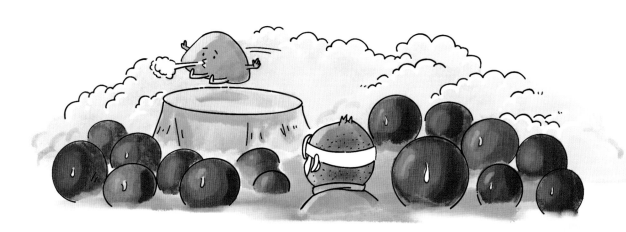

胰腺——胰岛素的"故乡"

临近中午，大家赶去看最后一位"魔术家"的演出。

它的名字叫胰腺，就是赫赫有名的胰岛素的"故乡"。它坐落在"王国"腹部，大部分"隐居"在腹膜后，长 12 ~ 15 厘米，宽 3 ~ 4 厘米，厚 1.5 ~ 2.5 厘米，体重 60 ~ 100 克，质地柔软，呈灰红色。

说起胰腺，小悟对它有些了解，因为在漫游"王国"消化道，探险十二指肠里的那个"山洞"时，曾经路过它的"门口"。现在随着大伙儿再次拜访，颇有故地重游的感觉。

胰腺的内部结构分为两个部分："外交部"与"内务部"。

"外交部"又称外分泌部，由腺泡和腺管组成，腺泡专门生产帮助消化的胰液与酶类，例如胰蛋白酶原、胰脂肪酶、胰淀粉酶等，通过腺管运送到十二指肠里参加消化工作——这个秘密，小悟早已知晓。可对于它的"内务部"，也就是具有神奇"魔力"的内分泌部分，小悟却一无所知。

小悟跟随大伙来到胰腺的"内务部"一看，它是由一个个叫作胰岛的"办公室"组成的，胰岛的数量多达 20 万 ~ 180 万个。即使是一个胰岛，也包括许许多多大小不等和形状不定的细胞团。

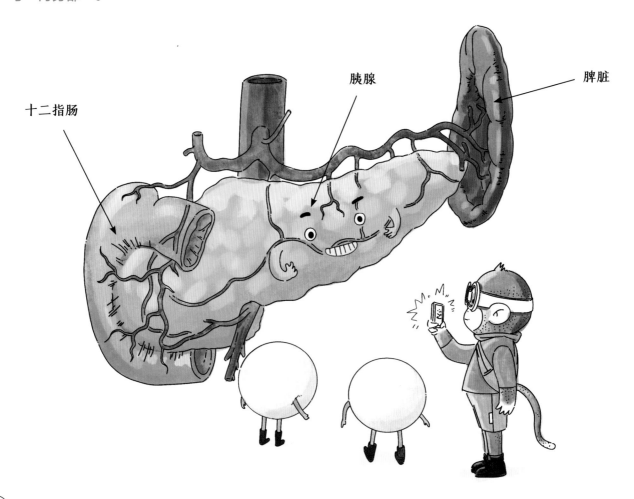

十二指肠　　　胰腺　　　脾脏

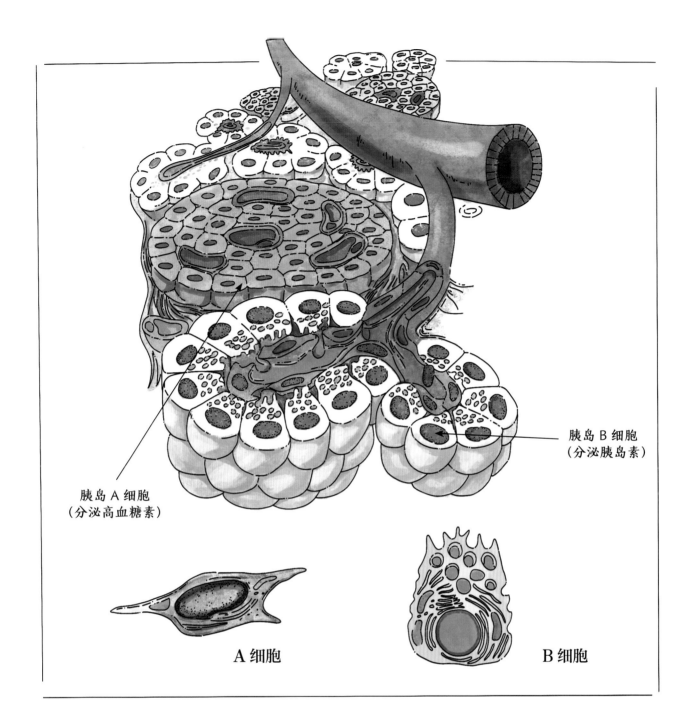

胰岛 B 细胞
（分泌胰岛素）

胰岛 A 细胞
（分泌高血糖素）

A 细胞

B 细胞

　　小悟正在左顾右盼，只听见胰岛里的几个细胞在自我介绍：

　　"我叫 B 细胞，数量最多，占胰岛总细胞数的 60% ~ 70%，我的本领是制造胰岛素，降低'王国'的血糖"。

　　"我叫 A 细胞，数量占第二位，约 20% ~ 30%，我能够分泌胰高血糖素，升高'王国'的血糖。"

　　"我们俩一个叫 D 细胞、一个叫 PP 细胞，占的比例极少，总共只有 2% ~ 8%。D 细胞分泌生长抑素和胃泌素，调节胃液的分泌、胃运动及体内营养物质的动态平衡。PP 细胞分泌胰多肽，抑制胃肠运动、胰液分泌和胆囊收缩。我们对'王国'的影响比较小，所以大家不太重视我们。"两个躺在一角、不惹人注目的细胞小声说道。

从各类细胞的自我介绍来看，B 细胞与 A 细胞是主要的内分泌细胞，胰腺的"魔术"肯定会请它们来表演。

果然，B 细胞先登台表演。只见它炫耀地举起大名鼎鼎的胰岛素。

小悟端详了一下胰岛素的模样，那是一种小分子蛋白质。究竟是什么原因使胰岛素这样出名呢？

小悟正在纳闷，只听 B 细胞向观众介绍道："中国是世界上第一个人工合成胰岛素的国家。**胰岛素是一种蛋白质激素，它的本领是帮助进入'王国'境内的葡萄糖分解，让它转变成一种糖原物质，贮藏在肝脏'化工厂'里。胰岛素是'王国'内唯一降低血糖的激素。另外，胰岛素还可以帮助脂肪贮藏和合成蛋白质，所以它与'王国'的营养状况有直接关系。**

"胰岛素生产过少会引起糖尿病；生产过多也不好，把血液'列车'上的糖全处理完，会发生低血糖症，'王国'就会大量出汗，甚至昏迷、休克。所以，平时我们都是根据需要来制造，不多也不少。请看我的表演。"

B 细胞把"王国"境内所有的胰岛素都叫回来，然后紧闭眼睛，安然大睡。这一觉睡得石破天惊，血液"列车"上风云变幻，大量葡萄糖分子堆积如山。"列车货运部门"发出了"通知"：

注意！血糖上升，现在每节车厢是 120 毫克，即将超过正常装载量！

每节车厢升到 160 毫克，每节车厢 180 毫克……

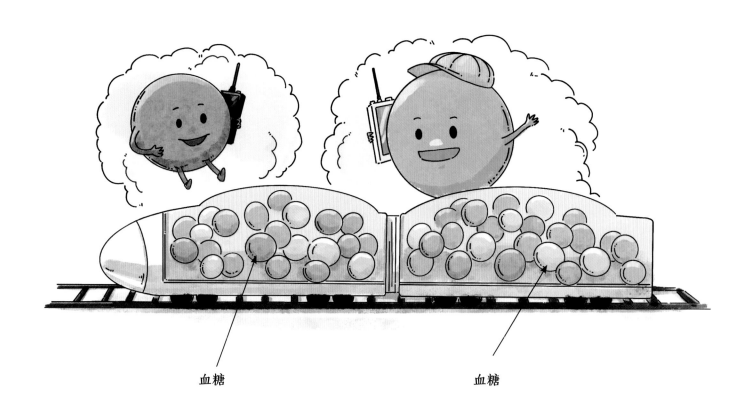

血糖　　　　　　　　　　　　血糖

B 细胞听到紧促的"信号"，若无其事地睁开眼睛，对观众轻描淡写地说："现在已经产生糖尿了！"

小悟有些不信，便悄悄地采用分身法，拔出一根毫毛，说声"变"。

他的"使者"立即受命赶到"王国"的"水库"——膀胱，去品尝尿液的味道。

它带回来这样一个消息："主人，尿液的味道出奇地甜！"果真验证了 B 细胞的话。

接下来，胰岛的 B 细胞本想表演胰岛素分泌过多，造成低血糖症。可是谁也不肯当它表演的模特，所以它只好作罢。

接着，胰腺请来第二位表演者——胰岛的 A 细胞。

A 细胞一上台就直言不讳地说："我会制造高血糖素，它是一种多肽激素。我这种'法宝'的本领正好与胰岛素相反：胰岛素要把葡萄糖变化成糖原贮藏起来，而我的高血糖素，硬是要把糖原转变回葡萄糖。"

"这不是互相矛盾吗？"小悟对这种莫名其妙的关系感到费解。

"这个问题问得很好！"A 细胞冲小悟点了点头，解释道，"当'王国'吃进大量糖时，血糖上升，胰岛素就上去干涉。倘使'王国'长时间不吃糖，血液'列车货单'上的糖很少，我的高血糖素就会出面动员贮藏在肝脏'化工厂'里的糖原，使它们转变为糖。胰岛素与高血糖素互相配合默契，从来不争先恐后，你争我夺。正像神经'通信网'中的交感神经与副交感神经的互相协调的关系一样。"

不知不觉，已经到了午饭时间。在神经司令部的建议下，胰岛 A 细胞停止表演，大家纷纷离开了胰腺。

第十一章

考察"王国"边防"哨所"

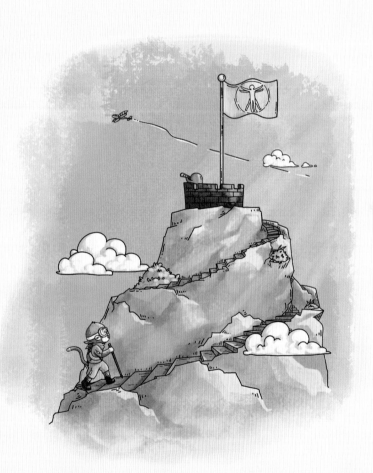

遍布"王国""疆土"的皮肤

"王国"有一套敏锐的边防"哨所"，时刻警惕地守卫着辽阔的"疆土"。其中规模最大的，要数遍布整个"王国"的皮肤。小悟在漫游大脑"司令部"时，曾采用分身法，派"使者"变成蜜蜂，叮咬过"王国"的面部，结果遭来一阵扑打。那时，他就领教过皮肤的本领了，现在倒要考察考察它究竟为什么会这样敏感。

来到"王国"的"边防线"上，小悟看到一层皮肤严密地遮盖着整个"王国"，总面积达 1.5 ～ 2 平方米。"王国"全身各处皮肤的厚度不同，背部、项部、手掌和足底等处最厚，腋窝和面部最薄，平均厚度为 0.5 ～ 4.0 毫米。

钻进皮肤里一看，哇，里面真是五花八门！其中有两个会分泌液体的小腺体。

一个叫汗腺，**它能使"王国"出汗，帮助调节"王国"的"气候"与温度。**"王国"的皮肤一共有 200 多万个汗腺呢！汗腺甚至可看作**特种形式的肾脏**，在排泄废物和保持水、盐平衡上，皮肤的功能与肾脏的功能可互相补偿。

另一个叫**皮脂腺，分泌出很油腻的皮脂，滋润皮肤。**"王国"的前额、鼻、背上部的皮脂腺最多，称为皮脂溢出部位；其余的部位比较少，手、脚趾和脚背没有皮脂腺。如果皮脂腺分泌旺盛，"王国"的皮肤就会油腻，毛孔粗大，容易发生粉刺及脂溢性皮炎。如果皮脂腺萎缩，分泌皮脂过少，"王国"的皮肤就会干燥、脱屑、老化等，所以控制皮脂腺的分泌是很关键的。

皮脂腺的旁边还竖立着一根根汗毛。**在"王国"寒冷的时候，汗毛可以帮助"王国"保留体内余温；在"王国"燥热的时候，汗毛帮忙排出汗液，帮助降温。**

皮肤里还有许多血管、淋巴管，都是保卫"王国疆土"必不可少的重要"设施"。**血管可以为皮肤提供氧气和营养，淋巴管则可以保护皮肤不受微生物的影响。**

听说，皮肤里还布有许多道神经"电网"，只要有外来刺激触动这些"电网"，"王国"神经"司令部"马上就会知道。

这些"电网"在哪里呢？小悟睁大眼睛找呀找！果然发现皮肤里设置了许多稀奇古怪的小东西，它们每一个都连着神经，这一定就是"电网"。他不敢惊动它们，只是用手机"咔！咔！"地照了相。但一想到自己如果说不上它们的名字，回去怎样交差呢？于是他拿着它们的照片，离开皮肤，赶到知识最渊博、经验最丰富的大脑"司令部"，看到一个稍微空闲一些的神经细胞就问："请问'王国边防线'上的皮肤里'安装'的这些'设备'，它们叫什么？"

这个神经细胞把小悟打量了一番，没看出小悟化身的红细胞有什么破绽，还以为是自家人，便把头凑到相片上瞧了一眼，咧嘴大笑道："你问的是它们？"

"是呀！"

"这些是我们大脑皮层'司令部'派驻在'边防线'上的'哨兵'啊！"说着，这个神经细胞抢过小悟的手机，在每个小图像下标注上它们的名字。

"它们有的叫感受器，有的叫小体，有的叫**神经末梢**，反正是一回事。它们各管一件事，譬如痛觉神经末梢管理痛觉，你用针刺一下皮肤，它马上就会知道。"这个神经细胞把手机还给了小悟。

"照你这样说，冷感受器就是管冷觉，热感受器就是管热觉咯？"

"你真聪明。触觉小体管触觉，压觉小体管压迫感觉。**它们一感觉到外来刺激，就会立即通过'电波'信号由神经线路传递给我们。我们神经细胞经过综合分析，会再发出相应的'命令'。**"

"这下我全明白了！您的指教使我茅塞顿开，谢谢。"小悟感激地向这个神经细胞道别。

小悟重新回到皮肤里考察。这座"电网"遍布全身，而且花式品种繁多，敏感程度极高。一旦有敌来犯，它就首当其冲地"报信"，可以说是一座设在"王国边疆"的"天罗地网"。

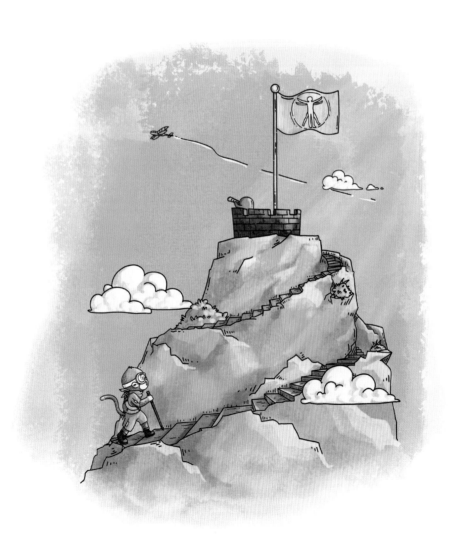

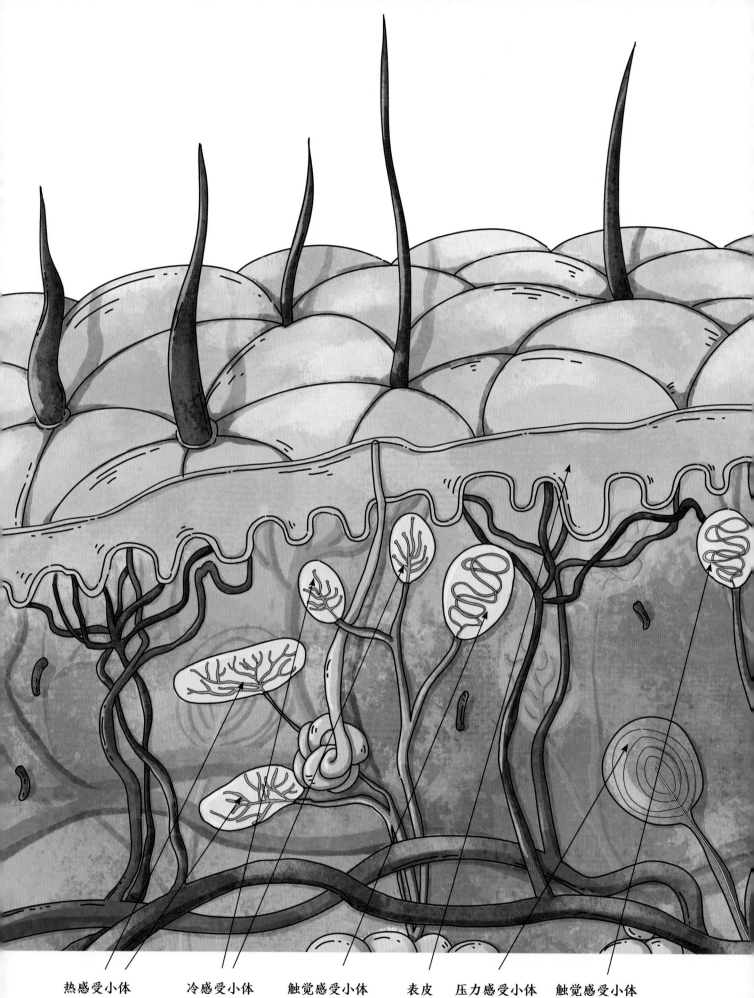

热感受小体　　　冷感受小体　　　触觉感受小体　　　表皮　　压力感受小体　　触觉感受小体

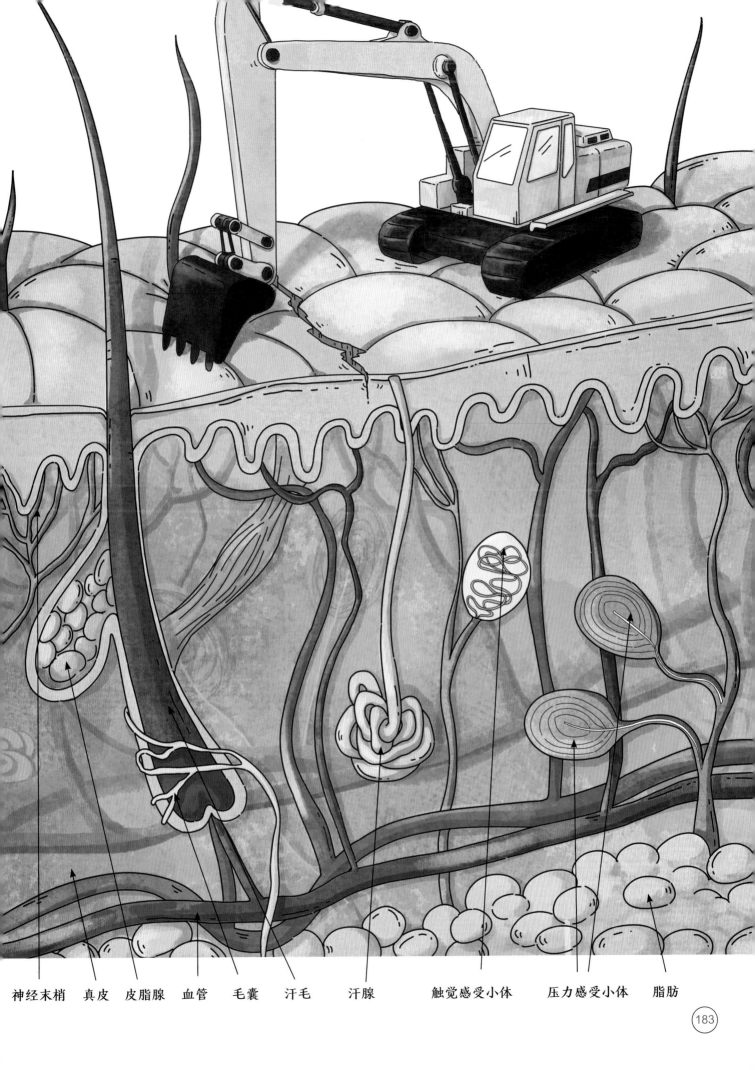

神经末梢　真皮　皮脂腺　血管　毛囊　汗毛　汗腺　　触觉感受小体　　压力感受小体　脂肪

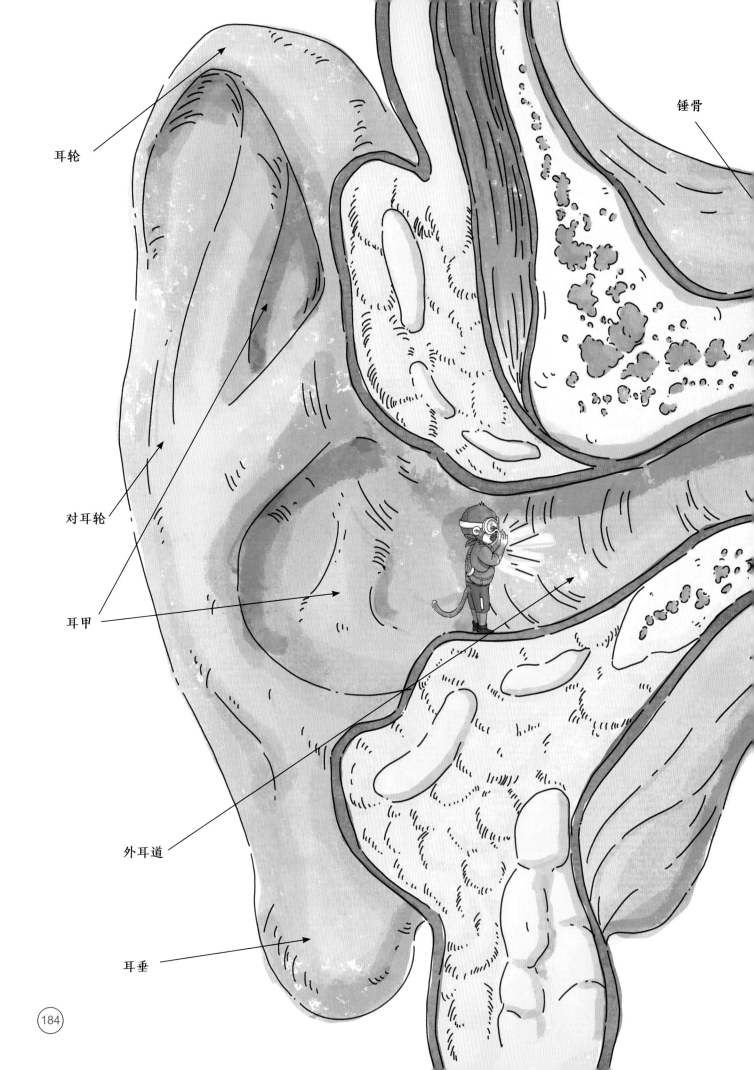

耳轮

锤骨

对耳轮

耳甲

外耳道

耳垂

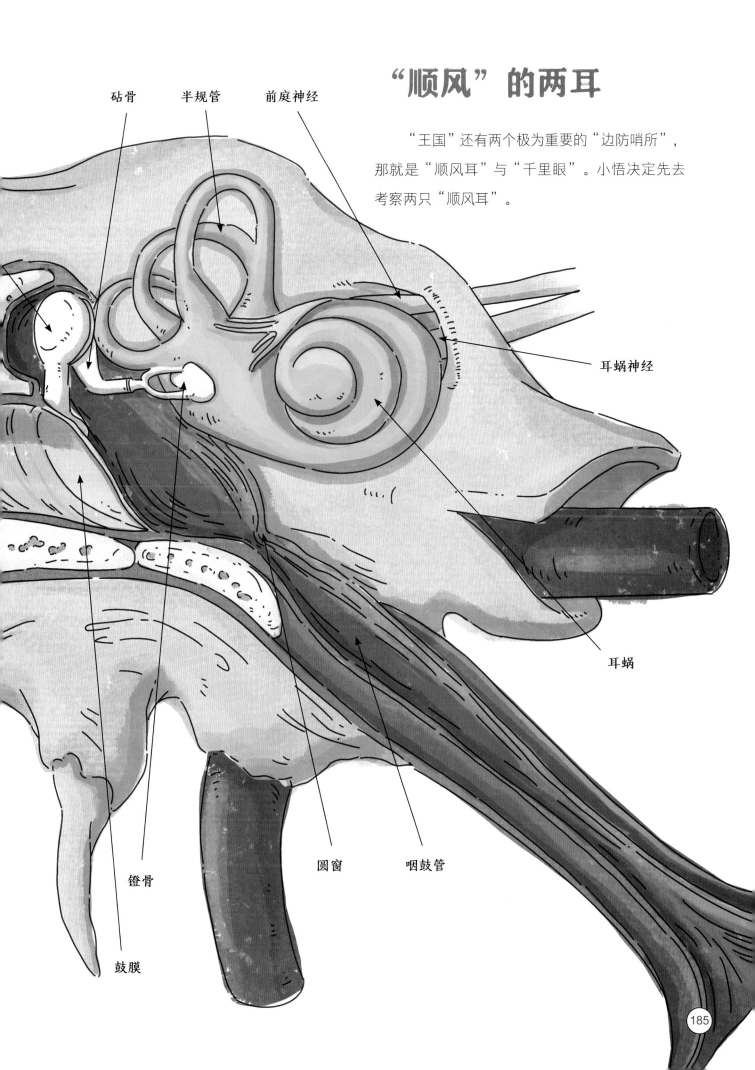

"顺风"的两耳

"王国"还有两个极为重要的"边防哨所"，那就是"顺风耳"与"千里眼"。小悟决定先去考察两只"顺风耳"。

砧骨

半规管

前庭神经

耳蜗神经

耳蜗

镫骨

圆窗

咽鼓管

鼓膜

说耳朵是"顺风耳"，一点儿也不过分。在寂静的夜晚，绣花针落地的声音以及顺风传来的几里地外的汽笛声，耳朵都能听到。而且听到的声音频率范围大，从每秒振动 16 次到每秒振动 20000 次的声波都可以听到。

小悟来到耳朵旁，最先看到的是**耳朵的外耳部分，包括长在"王国"头部两侧的耳郭和通向中耳的外耳道。**

刚到外耳时，正好传来一阵委婉动听的音乐声。小悟驾着这阵声波去游览，先回旋在耳郭里。**耳郭呈扇形，能把声波集中成一股，全塞进外耳道。**声波穿过 2.5 ~ 3.5 厘米长的外耳道，尽头是一层薄薄的膜，上面清清楚楚地写着两个大字——鼓膜。随着声波的撞击，鼓膜发生剧烈振动，连在鼓膜上的一根叫作锤骨的小骨也一起振动。

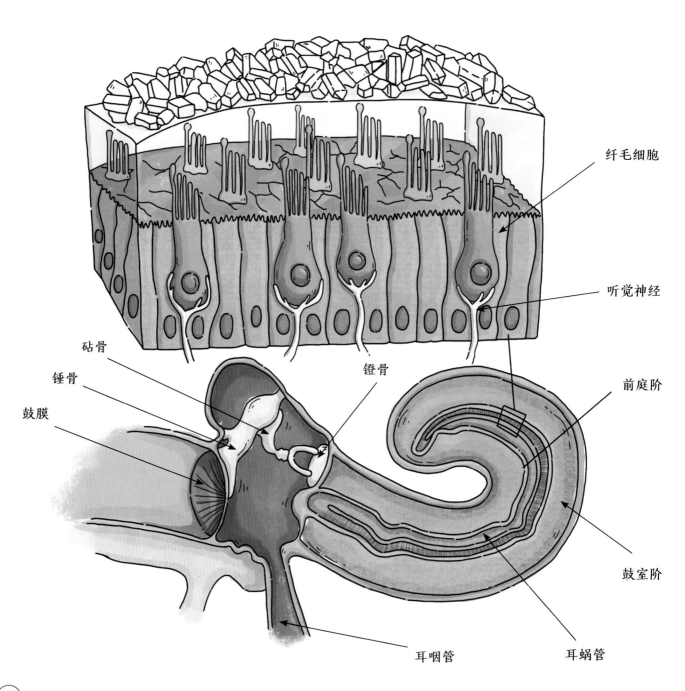

纤毛细胞

听觉神经

砧骨

锤骨

鼓膜

镫骨

前庭阶

鼓室阶

耳咽管

耳蜗管

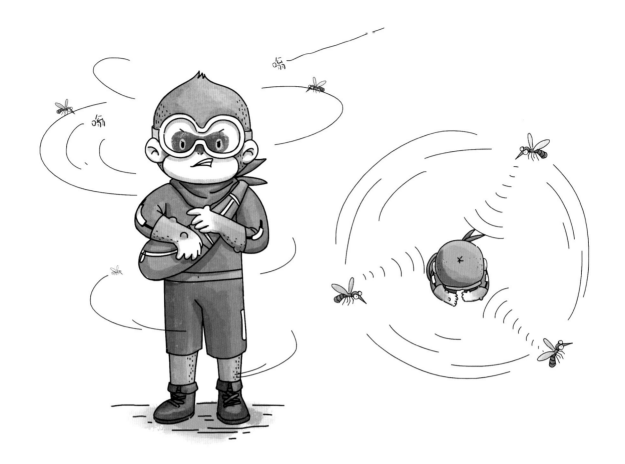

锤骨与中耳里被称为砧骨、镫骨的两块小骨连在一起。**这三块骨头是"王国"骨架中最小的，统称为听小骨。**它们一起把声波传到内耳。

内耳更复杂，弯弯曲曲的管道里充满着淋巴液。**声波振动这些淋巴液，再传导到听神经，变为声音'信号'，直达大脑皮层"司令部"专管听觉的那个区域。**据说，内耳里的淋巴液流动，对"王国"的平衡还有一定影响。内耳功能紊乱，人会发生眩晕。

小悟记录了耳朵里的这段游程：**声波→耳郭→外耳道→鼓膜→听小骨→内耳→听神经。**

为了观察两耳对各种声波的反应，小悟特地请季编辑向"王国"播放各种不同的声波——有强的也有弱的。在强声波的影响下，耳朵内鼓膜的振动相当强，小悟站在上面，几次被弹起来；弱的声波，鼓膜的振动就微弱得多。

"孙小悟，现在我发射一种声波，请你看看耳朵的反应。"手机里传来季编辑的话音。

小悟等了好久好久，耳朵里却什么反应也没有。

"有反应吗？"季编辑问。

"什么反应也没有呀！"小悟全神贯注地盯视着鼓膜。

"那就对了！"

"怎么回事呀？"小悟疑惑地问。

"刚才我发射的是每秒振动 20000 次以上的声波，人们将它称为超声波。**超声波是'王国'两耳听不见的声波，**而你的观察完全证实了这个问题。"

小悟想：季编辑真是具有质疑精神！科学界已经肯定的东西，还要通过自己的实验再证实一遍。

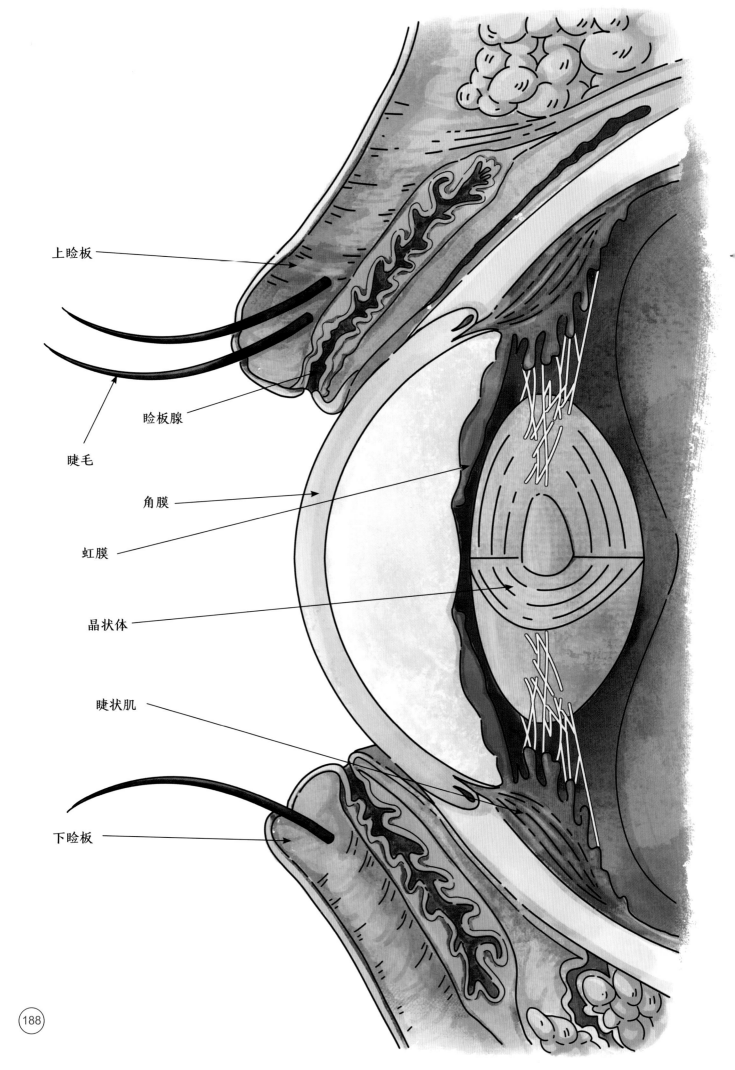

上睑板

睑板腺

睫毛

角膜

虹膜

晶状体

睫状肌

下睑板

敏锐的眼睛

要说"王国"炯炯有神的眼睛是"千里眼"，属实有些过分。要看清千里之外的东西，得借助望远镜才行。一般来说，能看清几百米开外的事物，就已经算目光锐利了。

但是，眼睛毕竟是"王国"境内非常重要、敏锐的"瞭望哨"，所以还是要去拜访一下的。

孙小悟从耳朵出来，转个弯就来到了眼睛旁边。挂在眼睛外面、像帘子般保护眼睛的眼皮递给了小悟一份奇怪的资料，另外还附有几幅图解。

小悟看了又看，读了又读……

怎么眼睛与照相机一样呢？

小悟先爬上眼睛表面那层像薄玻璃般的角膜，然后进入瞳孔。他观察到，**进到眼睛里的光线强时，瞳孔缩小；光线弱时，瞳孔扩大。**这一点确实像照相机上的光圈。瞳孔后面是一块形状与照相机镜头一模一样的晶莹如水晶的晶状体。继续深入，里面是一个装有鸡蛋清状透明玻璃体的暗室。暗室的"墙壁"由外面一层白色的巩膜与里面一层黑色的脉络膜构成，使眼球内漆黑一团，酷似照相机的暗箱。"哟！真是一座暗室！"小悟情不自禁地叫出声来。

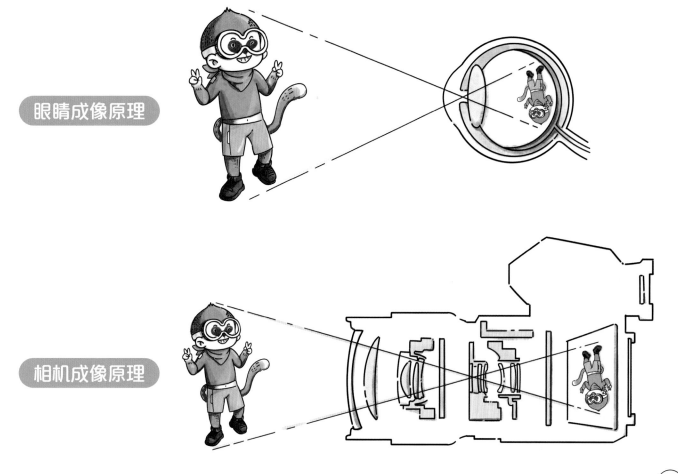

眼睛成像原理

相机成像原理

眼球"墙壁"最里面还有一层，叫视网膜，资料上写着它类似照相机的胶卷。小悟心想：那么视网膜上应该能录像吧？

无巧不成书，这时正巧有一束光线穿过角膜、瞳孔，通过晶状体的折射，映在视网膜上。小悟凑过去一看，是一幅倒立的景物图像，非常清晰。

视网膜后面连着神经，这根专门传递视觉"信号"的视神经，把所见景物"信号"立即送到大脑皮层"司令部"专管视觉的区域。

"为什么视网膜上面的景象是倒立的，而我们看到的是正立的呢？"小悟自言自语道。

大概他的话被眼球外的眼皮听到了，它回答："你不懂吗？照相机里胶卷上的像是倒立的，眼睛视网膜上的像也是倒立的。不过由于长期的生活经验，大脑皮层'司令部'习惯于把倒立的物像认为是正的罢了。而且呀，视网膜上的成像，还是缩小的呢！"

"哦！原来是习惯成自然呀！说眼睛像一架照相机，一点儿也不错。"

"还是一台彩色照相机呢！"眼皮得意地说道。

"是彩色照相机？"小悟诧异地问。

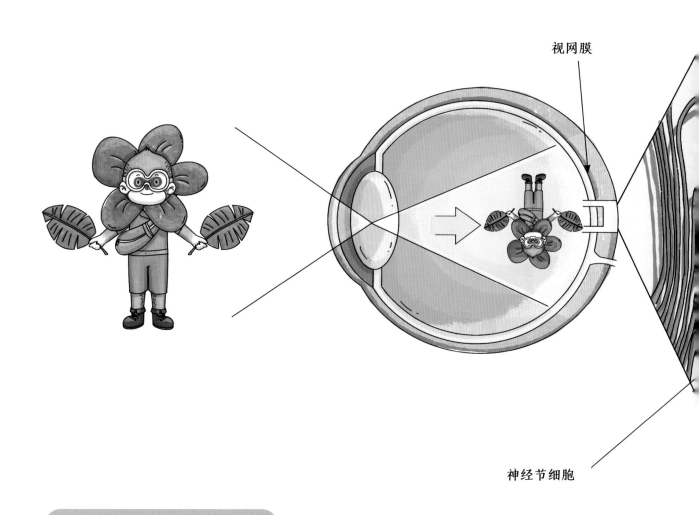

视网膜

神经节细胞

双极细胞

视网膜上分辨颜色的细胞

"是的，确切地讲，眼睛里的视网膜是彩色胶卷。不信，你到视网膜上去考察一番。"

小悟听从眼皮的话，认真地观察视网膜，发现上面有亿万个管理视觉的细胞，有的专门管理光线的强弱，有的能分辨颜色。但是，他看不懂它们是怎样分辨颜色的。

大概眼皮看透了他的心事，又为他介绍道："视网膜上能分辨颜色的细胞分三类：第一类含有一种称为感红色素的物质；第二类含有感绿色素的物质；第三类含有感蓝色素的物质。"

"难道只能分辨红、绿、蓝三种颜色吗？"小悟自作聪明地说。

"不！红光照入眼睛后，引起感红色素分解，'信号'传入大脑皮层，产生红光感觉。绿光照入时，造成感绿色素分解，大脑皮层就知道是绿光。蓝光，那就是感蓝色素在起作用。"

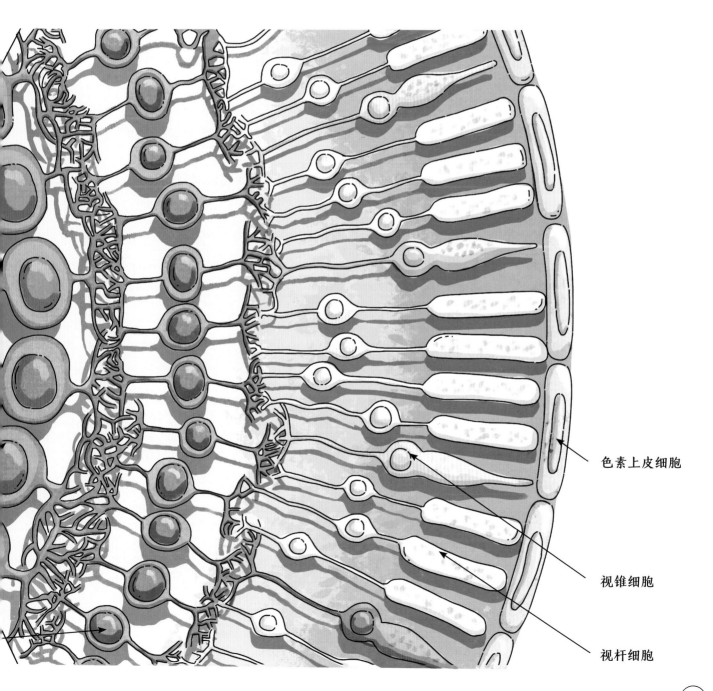

色素上皮细胞

视锥细胞

视杆细胞

"那黄光及其他颜色呢？"小悟迫不及待地问。

"别急！让我慢慢讲。黄光照入，可引起感红色素与感绿色素按一定比例分解，这样比例的'信号'传入大脑皮层，就可感到是黄光。紫光照入又可引起感红色素与感蓝色素按一定比例分解，产生紫色的比例'信号'，'司令部'就知道是紫光……"

"我明白了！红、绿、蓝三种感色素是基本物质，不同颜色的光线照入，可引起它们不同比例的分解。大脑皮层视觉'司令部'根据这个比例，就能判断出是什么颜色。"

"对，这就是有名的眼睛色觉的'三色学说'。"眼皮最后做了总结。

小悟很感谢眼皮对他的帮助。为了加深对眼睛的了解，他就拆弄自己带来的照相机进行对照，居然与眼睛的结构没有什么大区别，真是不谋而合！

小悟心想：照相机一定是模仿人体"王国"的眼睛才发明出来的。

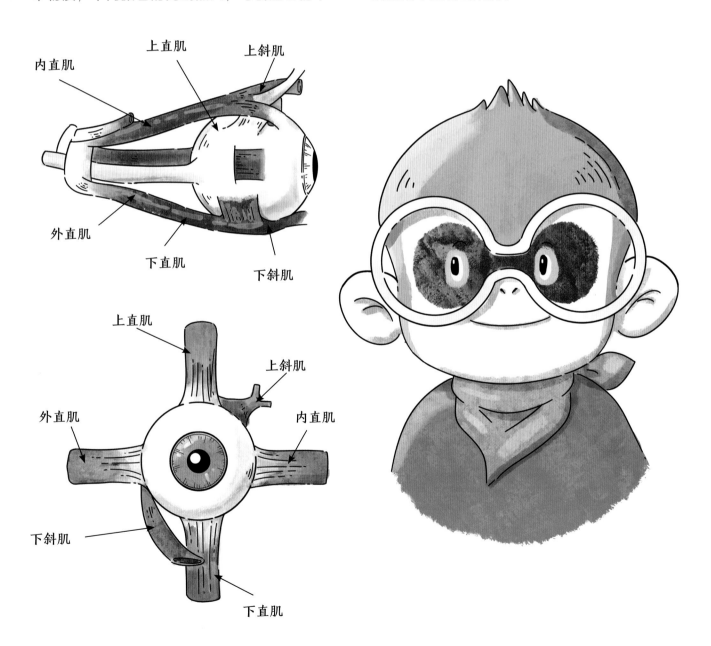

内直肌
上直肌
上斜肌
外直肌
下直肌
下斜肌

上直肌
上斜肌
外直肌
内直肌
下斜肌
下直肌

捕捉气味的嗅细胞

小悟重新返回到鼻子里，去拜访鼻黏膜上会捕捉气味的嗅细胞。它们躲藏在鼻腔的通气道旁边，不惹人注目。它们的形状真怪，长长的身子，一头还长有许多细细的纤毛，有个专门名字叫嗅纤毛。中间连着一个圆形的称作嗅球的身体，另一头又伸长成尾巴状，通向嗅神经。**嗅纤毛负责捕捉各种气味，然后通过嗅球传向嗅神经，再由嗅神经把气味"信号"传入大脑皮层嗅觉"司令部"。**

据说人体"王国"的嗅觉比起某些动物"王国"来不算灵敏，但是，也够满足人体"王国"的需要了。一升空气中只要有 0.00004 毫克麝香，嗅细胞就能分辨出来。这样微量的气味即使用化学方法也未必能测到。况且嗅细胞还能分辨出 2000 多种不同的气味。

经过训练，嗅觉机能特别发达者，还能捕捉更多的气味呢！

可惜小悟这次考察没带什么有气味的东西，不然一定要试一试它们的本领。

在离别时，小悟为嗅细胞画了一张"肖像"：

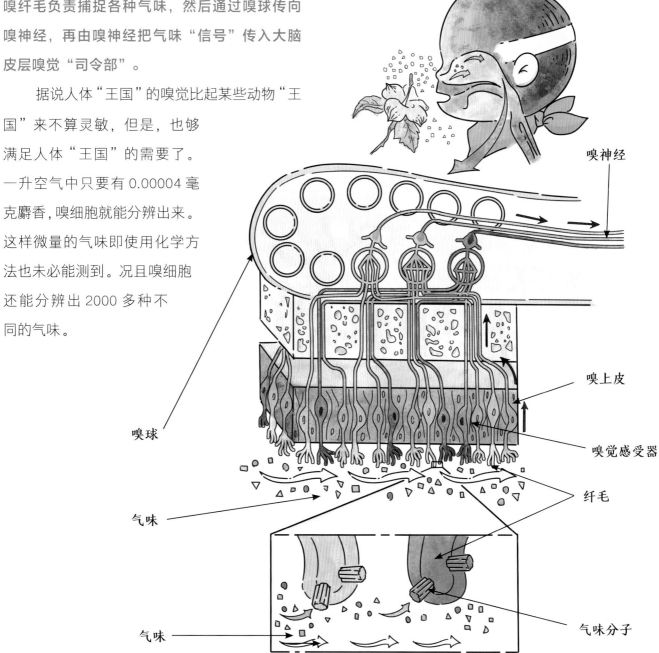

嗅神经

嗅上皮

嗅觉感受器

嗅球

纤毛

气味

气味

气味分子

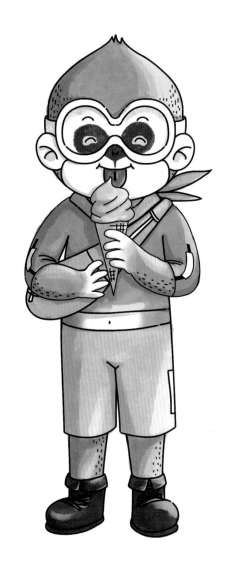

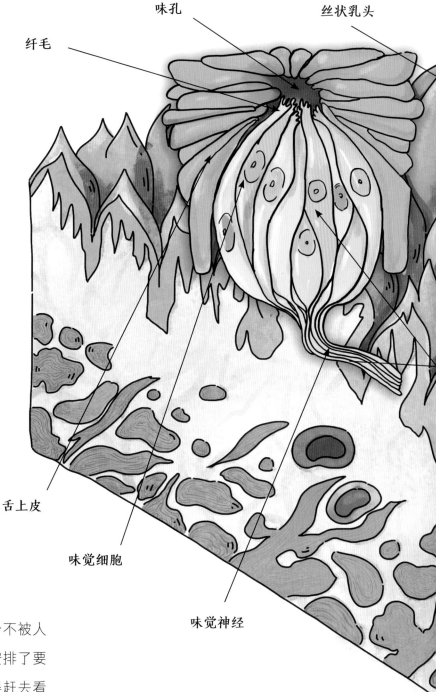

味孔　　　丝状乳头

纤毛

舌上皮

味觉细胞

味觉神经

善尝味道的舌头

在"王国"口腔的舌头上，有一个不被人注意的"哨所"：味蕾。漫游计划上安排了要去考察，因此虽然临近夜晚，小悟还得赶去看一看。

当初在漫游消化道时，小悟从牙缝里逃生，根本没有注意到味蕾。这次为了避免危险，他依然变成一颗小石子，轻手轻脚地爬上舌头。

其实味蕾并不单单"安装"在舌头上，口腔黏膜、咽喉部的黏膜也"安装"了一些，不过极大部分都在舌尖、舌背和舌头的侧面。

味蕾的形状像一朵含苞欲放的花蕾，表面有一个味孔。味蕾里有许多味觉细胞，味觉细胞上又有许多纤毛，纤毛从味孔里伸出来。味觉细胞的尾部伸长，变为味觉神经。

味毛去品尝味道，再通过味觉细胞、味觉神经将味觉"信号"传到大脑皮层"司令部"管味觉的区域。

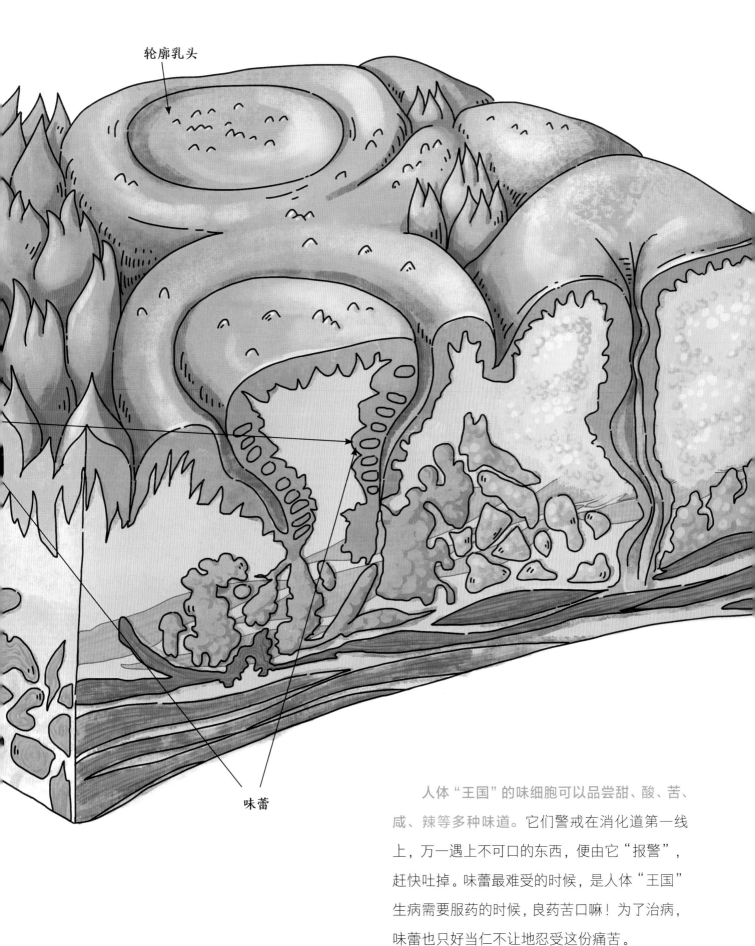

轮廓乳头

味蕾

人体"王国"的味细胞可以品尝甜、酸、苦、咸、辣等多种味道。它们警戒在消化道第一线上，万一遇上不可口的东西，便由它"报警"，赶快吐掉。味蕾最难受的时候，是人体"王国"生病需要服药的时候，良药苦口嘛！为了治病，味蕾也只好当仁不让地忍受这份痛苦。

第十二章

生殖"机构"里的见闻

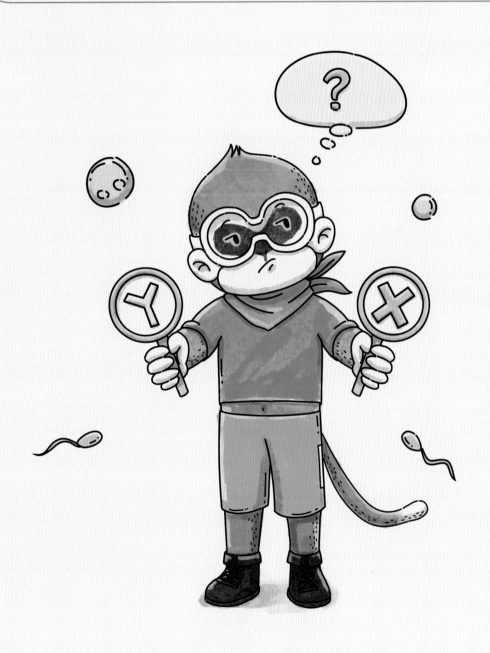

制造精子的"工厂"

人体"王国"为了种族延续，还专门设立一个生殖"机构"。男性"王国"与女性"王国"的这类机构是迥然不同的，各有千秋。男性"王国"的生殖"机构"从事制造精子与发射精液的工作，尤其是精子，它是延续后代的"使者"；而女性"王国"的生殖"机构"则生产精子的配偶——卵子，并孕育新生命。

按计划，漫游已进入最后一天。一大早，小悟就向"王国"的男性生殖"机构"进军。他搭乘血液"列车"，经过弯弯曲曲的"铁道"，以红细胞的身份来到一个叫阴囊的地方。刚一踏进它的"地界"，就感到有些寒意。抬头一望，"地界"边上竖着一块告示牌，上面用工整的字体写着：

安民告示

阴囊地区建有专门制造精子的睾丸"工厂"，因睾丸必须在比"王国"其他地区温度略低的情况下进行正常生产，所以本地区温度维持于 35 ～ 35.5℃。一切火种、热源，禁止入内！

阴囊地区管理局启

难怪小悟感到有些冷，原来这儿比其他地区的温度低了 1.5 ～ 2℃。他走了几步，眼前就出现了两座圆形的睾丸"工厂"，一座在左边，另一座在右边。每座都像蜜枣大小，重量约 10 ～ 20 克。

进入睾丸"大门"，迎面游来一群精子。精子的形状简直与蝌蚪一模一样，不过比蝌蚪小得多，用肉眼是无法看到的。好在小悟的火眼金睛帮了他不少忙。

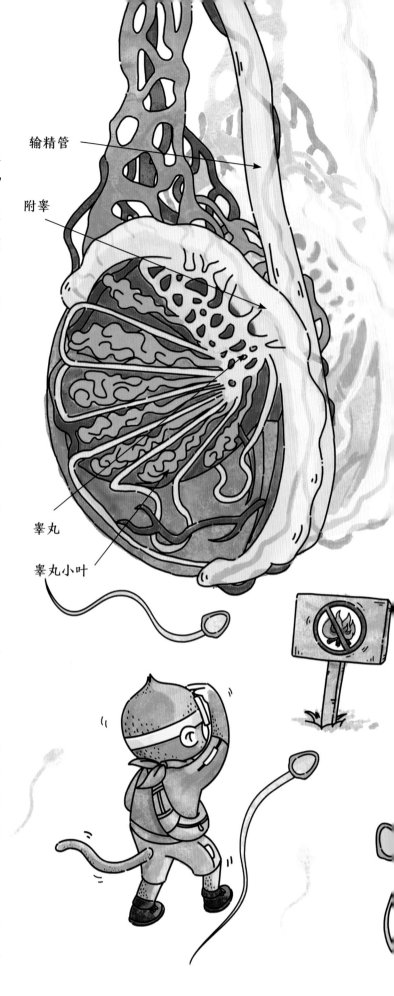

输精管

附睾

睾丸

睾丸小叶

精子有一个圆圆的小头，拖着一根长长的尾巴。这条尾巴可灵活啦！它一摇一摆，精子就欢快地向前游动。

这时，只听一个精子吆喝道："大家不用争抢，咱们出去都是碰运气！谁能遇上女性'王国'的卵子，与卵子结合，孕育成下一代人体'王国'，谁就能活下来。要是遇不上卵子，大家就通通完蛋。"

"假如要延续的后代是女性'王国'，那就需要我这种精子。"一个挂着 X 符号的精子大声叫道。

"说不定延续的后代是男性'王国'呢！那就需要我们这类精子了！"另一个挂着 Y 符号的精子与它争论着。

"有什么好吵的？反正卵子只挂 X 符号，遇上 X 型精子成为 XX 型搭配，延续成女性'王国'后代；遇上 Y 型精子变成 XY 型配对，后代就为男性'王国'。就看大家的造化吧！"原先吆喝的那个精子在劝架。

从它们的谈话中，小悟才明白精子分成两类：X 型精子与 Y 型精子。但是，X 型与 Y 型是怎么来的呢？他还是讲不出所以然来。

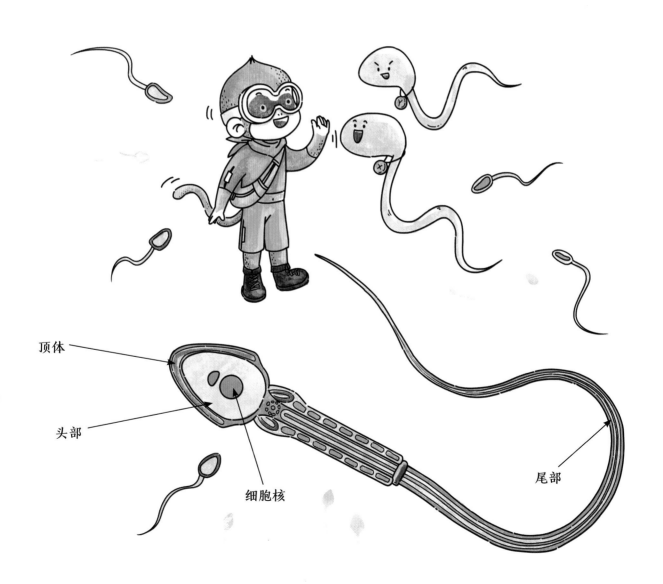

顶体

头部

细胞核

尾部

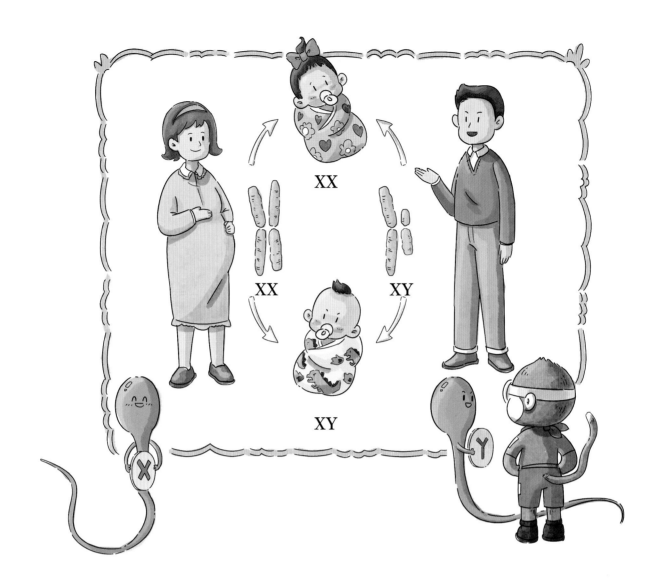

XX

XX

XY

XY

此时，那个大声吆喝的精子已游到小悟跟前。它看见小悟正左顾右盼，便上来招呼道："红细胞小兄弟，是不是迷路了？"

小悟立即装出若有所思的模样，假惺惺地说："别打扰我！人家正在思考问题呢！"

"哟！怪用功的！在思考什么问题？"

小悟见它已被自己的"花招"迷惑住，便搬出了他想知道的问题："我在研究你们为什么分成 X 型及 Y 型两类精子。"

那个精子听完，捧腹大笑。旁边一大群精子也围拢过来。一阵笑声过后，这个精子说："没有什么好研究的，很简单嘛！人体'王国'的每个细胞里都有一种叫染色体的'零件'。

平常的细胞中，这套'零件'共 23 对，懂吗？就是有 46 个染色体。而我们精子与女性'王国'的卵子都只有 11 对半，也就是只有 23 个染色体。精子与卵子一旦相结合，不是又合成 23 对、即 46 个染色体吗？"

"那与 X、Y 有什么关系呢？"小悟继续问。

"这 23 个染色体中，有一个叫性染色体，专管'王国'的性别。性染色体分两类：一类叫 X 染色体，另一类叫 Y 染色体。我们有的精子的这个性染色体是 X 类，另一些精子的这个性染色体是 Y 类。人体'王国'延续后代'王国'的性别完全决定于哪一类精子去与只有 X 类性染色体的卵子结合，如果是……"

显然，这个精子还想重复一遍刚才两类精子争论的内容。但小悟已经明白过来了，便打断了它的话头，说："是不是生男生女的秘密？这个我懂！问题是染色体是什么东西呢？它有什么本领？"

"至于染色体嘛，请您自己去研究一下细胞的奥秘吧！"说罢，这个精子被一大群精子簇拥着，扬长而去。

一阵喧闹过去，睾丸"工厂"里鸦雀无声，小悟就长驱直入。

睾丸"工厂"的规模不太大，它们每一个都有600条左右、直径为0.3毫米的细小管道，称为曲细精管，这是制造精子的"车间"。

曲细精管里有无数原始生殖细胞，由这类细胞逐步演变成精子。小悟估计了一下它们的演变速度，需要60天左右。睾丸生产精子的"产量"很大，每克睾丸组织每天可生产1000万个精子，两个睾丸加起来总共有20~40克，所以**一天总的精子"产量"竟达2亿~4亿个**，数字庞大得惊人！

无独有偶，小悟又意外地发现，睾丸"工厂"与脑垂体、甲状腺、肾上腺、胰腺一样，还是一位内分泌"魔术家"呢！

事情是这样的：小悟在一根根曲细精管"车间"之间观看，发现这里有许多写着间质细胞名字的细胞在不声不响地工作。它们在干什么？小悟渐渐走近它们，突然感到有什么东西向他迎面扑来。只这么一扑，小悟就长出了不少胡须，颈前的喉结也增大了，发出的声音也变得很粗。

"哟！我又遇上什么'法宝'啦？！"小悟大惊失色。

"哈哈！你只知道精子，难道不认识我吗？"间质细胞看着小悟的窘相，收起了"法宝"。小悟也随即恢复了原状。

"你施放的是什么东西？"

"**雄激素。有了它，才能显出男性'王国'的特征。**"

事后小悟想想，也亏得间质细胞捉弄了他一番，使他认识到睾丸"工厂"内分泌的功能。既然睾丸如此，推想女性"王国"那个制造卵子的卵巢"工厂"，也一定会施放雌激素类"法宝"，要不然，为什么人们把它俩都叫作性腺呢！

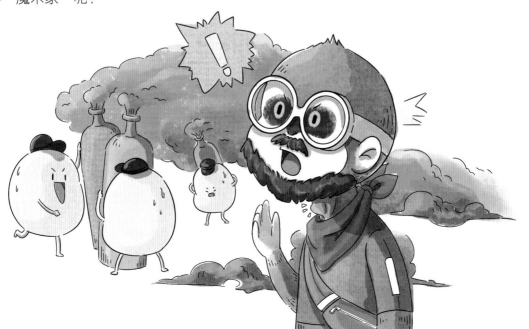

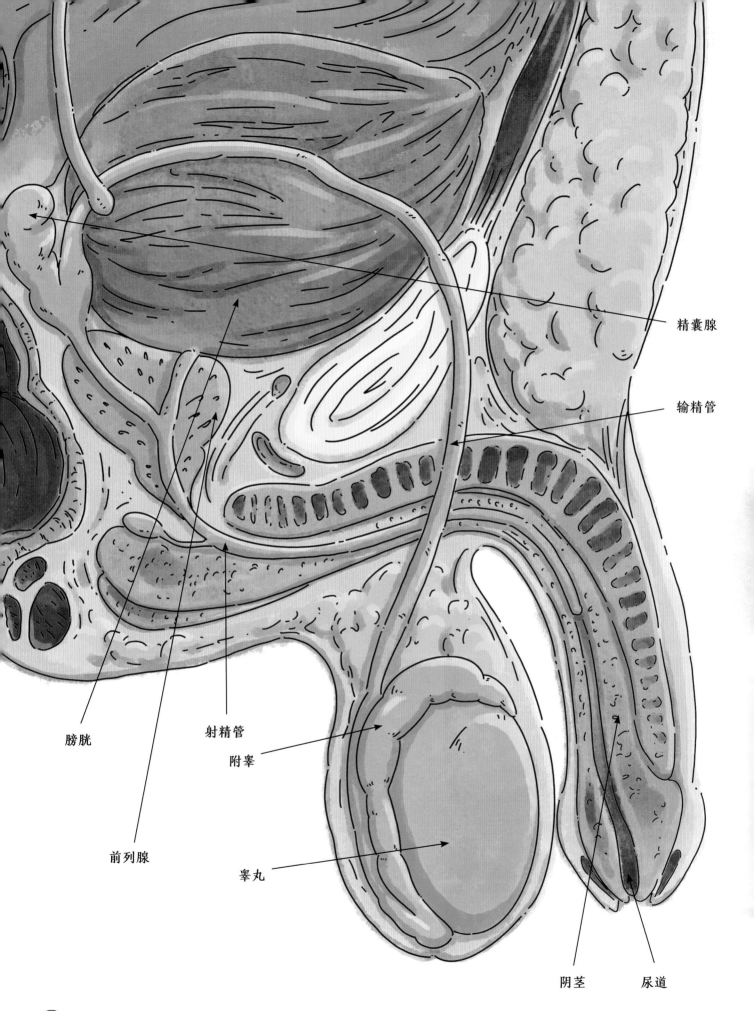

精囊腺

输精管

膀胱

射精管

附睾

前列腺

睾丸

阴茎　　尿道

传送与发射精液的"装置"

参观完睾丸，小悟从"大门"出来，立即进入了一个形状像","的小屋，屋上写着"附睾"两字。与其说是小屋，倒不如说是由弯弯曲曲的管道盘旋而成的特殊建筑。小悟在里面东盘西转，以为看到了管道的尽头，一拐弯又是一根管道。许多精子都在这儿小憩，而且还在不断发育成长，变得格外成熟。小悟不解附睾之谜，只好翻阅那份漫游计划，在介绍附睾一项上找到了答案。附睾：精子的成熟与贮藏器官，又称精子的"摇篮"。

这句精练的话，与小悟所见真是不谋而合，不正是他寻找的附睾之谜的谜底吗？

出了附睾，是一条长约 40 厘米的输精管。输精管的末端变得很大，有个特别的名称叫输精管壶腹部。它的旁边有一个称作精囊的房子，输精管壶腹部与精囊最终又连成一体，再组成一条细小的射精管，通向"王国"下水道——泌尿系统的最末部分——尿道。精子所走的就是这条路。

输精管道的中途还设有一个叫前列腺的"工厂"，也有许多小管与尿道相通。据说，精囊、前列腺会生产出一些"特种液体"，帮助精子活动，为精子提供营养，并且与精子一起组成精液。

耳闻不如目睹，这真是一套精巧的精液发射装置。一旦"王国"发生性的兴奋与冲动，大脑皮层、脊髓等有关的"司令部"就会发布射精的"命令"，于是输精管、精囊、射精管和这些"装置"附近的肌肉都会发生强烈收缩。伴随着这种收缩，附睾里待命出发的精子，精囊、前列腺里生产的"特种液体"，都能有节奏地通过尿道、阴茎一涌而出地发射出去。

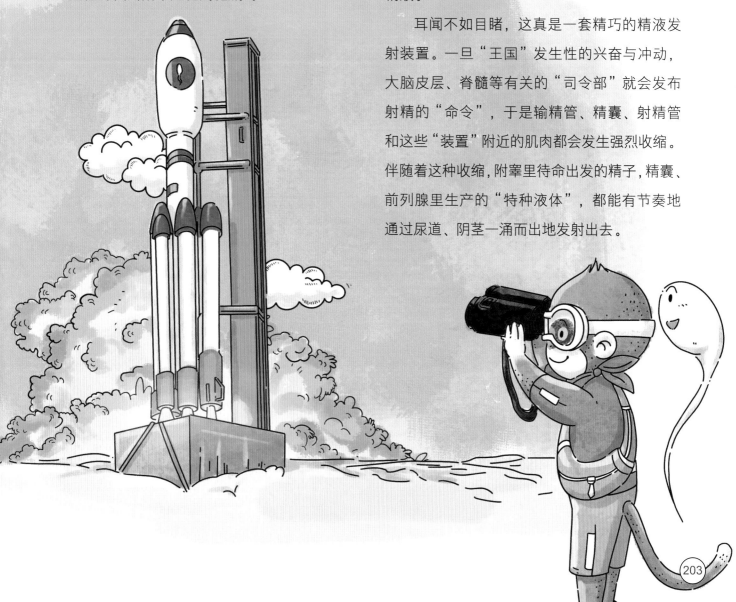

女性生殖"机构"的秘密

男性"王国"的生殖"机构"，小悟已经看得一清二楚了。那么，女性"王国"又是怎么样的呢？在小悟刚去睾丸"工厂"参观时，就已经考虑到这个问题了。所以他早就采用分身法，派"使者"钻到邻近的女性"王国"去了解。现在，"使者"已经回来，并写了一份内容丰富的报告。

亲爱的主人：

您正在参观传送与发射精液的'装置'，我不能打扰您，所以写下这份报告。

女性"王国"生殖"机构"的秘密可多啦！简单讲，她有**两座**制造卵子的"工厂"，名叫卵巢。一座位于女性"王国"的左下腹部，另一座设立在右下腹部。这两座"工厂"很奇怪，私下里好像订有什么协定，每个月总共只生产一个卵子，其中一座生产了，另一座这个月就不生产。

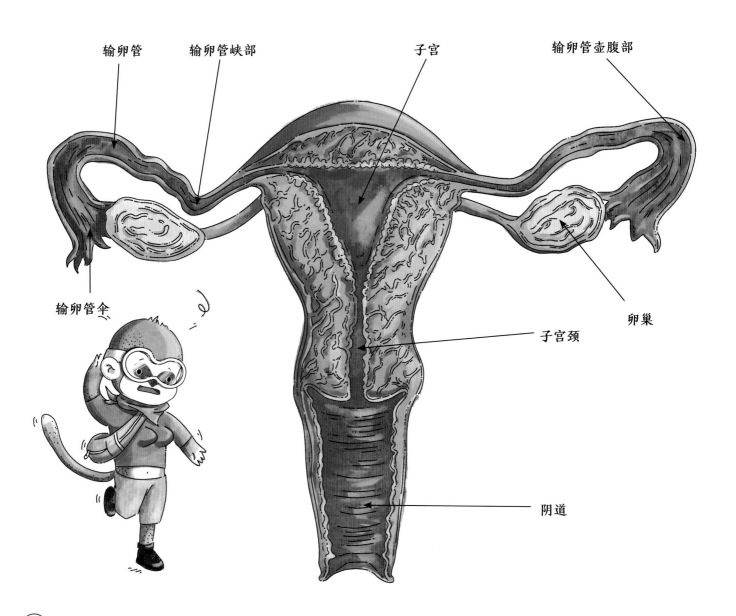

输卵管　输卵管峡部　子宫　输卵管壶腹部

输卵管伞

卵巢

子宫颈

阴道

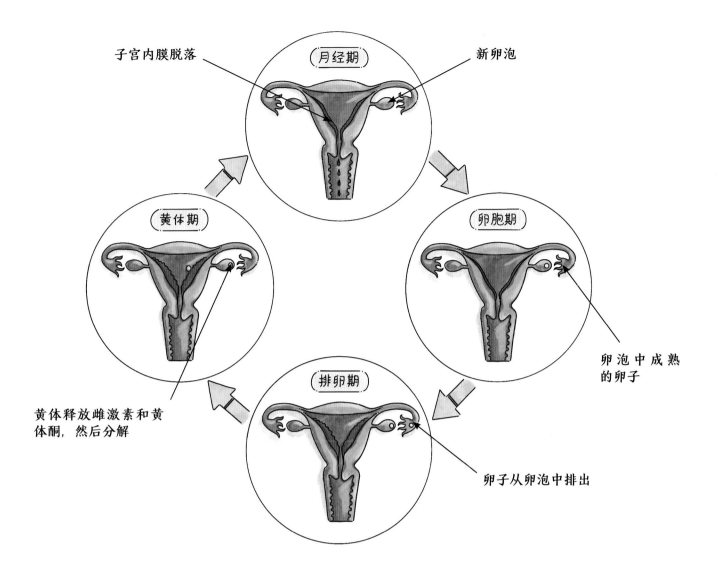

子宫内膜脱落

新卵泡

月经期

黄体期

卵胞期

卵泡中成熟
的卵子

黄体释放雌激素和黄
体酮，然后分解

排卵期

卵子从卵泡中排出

　　我在这两座"工厂"里见到了许多原始的生殖细胞，它们次序不同地逐步发育为卵子。

　　哦！对了！卵巢"工厂"还会耍"魔术把戏"，同时还出产叫作雌激素的产品。我刚才碰上了这种产品，忽然，我的声音变尖，乳房变大，怪难受的。据说，这种产品可以显示女性"王国"的特征。主人，您说这是不是"魔术师"的"法宝"？

　　在每座卵巢"工厂"的外面，各有一根输卵管，它会把卵巢生产的卵子送到子宫里。

　　说起子宫，那就更有趣啦！子宫的形状像梨，几乎全由平滑肌组成。它的里面有层膜，叫作子宫内膜。我觉得，子宫内膜就像孕育"王国"新生命的"土壤"，精子与卵子结合成的受精卵就是种子。

　　要下种，土壤一定得有准备，所以在卵子从卵巢"工厂"出来，可能与精子"相会"的前些日子里，子宫内膜这层土壤就会逐步增厚，里面的血液也会增多，一些腺体也会分泌更多的液体。我把这比喻成"松土"与"施肥"。这些动作能使这块"土壤"变得肥沃起来，为孕育新生命做好准备。

　　如果受精卵下种，那么孕育出的新生命就会强壮健康。如果没有精子来"相会"，卵子也就独木难成林，孕育不出新生命，土壤继续"松土""施肥"就没有意义了。那时，子宫内膜增厚、增多的细胞就会萎缩脱落，血管也萎陷出血，会发生几天阴道流血，直到下个月卵子生出来的前后，又重演这场"耕耘之戏"。它们管这种周期变化叫月经周期。据了解，**月经周期从女性"王国"青春发育期开始，直到 45 ~ 50 岁时才停止。**

出了子宫就是阴道。那里没有什么特别之处，不过是一个通道，是接受精子与分娩后代的必经之道。

主人，可惜您这次的重点是观察男性"王国"的生殖"机构"。希望您有机会能亲临参观这套别具一格的女性"王国"生殖"机构"。

最后，我有两个问题。一个是为什么卵子挂着 X 符号；另一个是为什么卵子的生产和月经周期就像时钟那样准确无误。有机会请您告诉我。

此致
敬礼

您忠实的使者

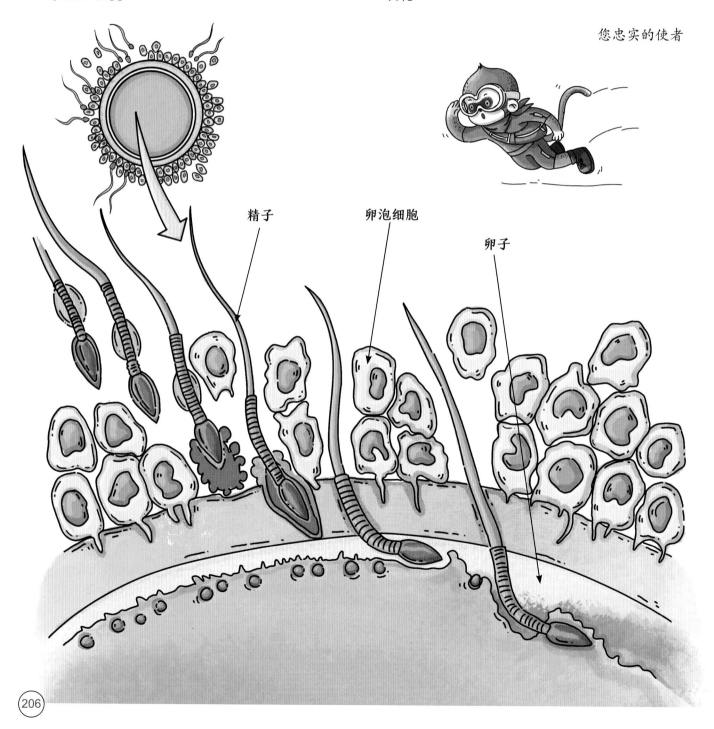

精子　　　卵泡细胞

卵子

读完这份报告，小悟不禁赞叹起这个使者生动的比喻，仅几段话就把女性"王国"月经周期的前因后果清楚地叙述出来，让他对女性"王国"的生殖"机构"有了比较清晰的了解，回去也有写漫游汇报的材料了。

至于报告中提出的两个问题，小悟认为很容易解答。因为后代"王国"的性别与 X 及 Y 染色体有关，而卵子只有 X 染色体。另外，

在垂体"魔术帅"表演时，小悟已经知道了它有好多"法宝"，其中有两个叫促卵刺激素与黄体生成素的"法宝"，专门用于控制卵巢"工厂"的卵子生产以及子宫内膜"土壤"的周期性变化。当然，垂体施放这两个"法宝"，还要受神经"司令部"的支配，互相之间还有千丝万缕的关系呢！

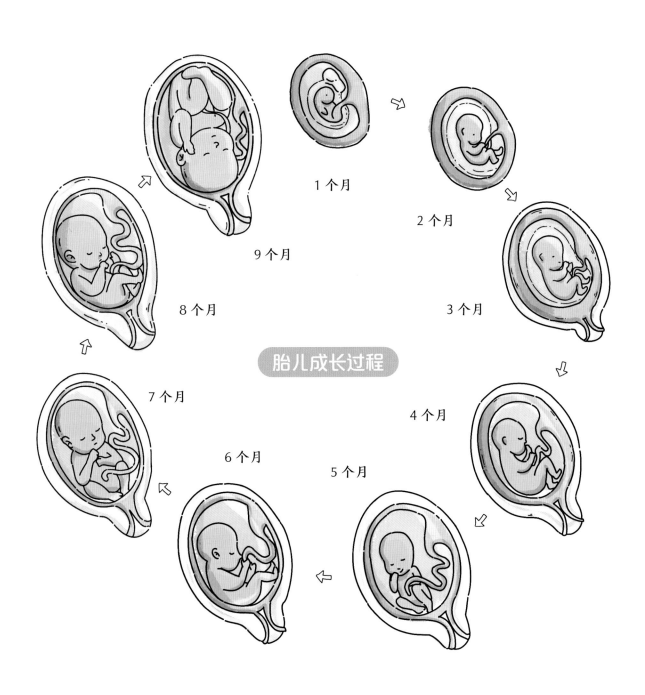

1 个月

2 个月

3 个月

4 个月

5 个月

6 个月

7 个月

8 个月

9 个月

胎儿成长过程

第十三章
从"下水道"出境

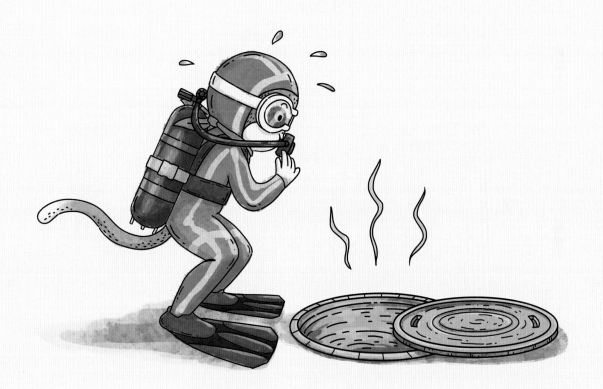

盘旋在肾脏里

号称"王国下水道"的泌尿系统是生殖"机构"的近邻，小悟打算从这里"出境"。可是，"出境"还挺麻烦呢！必须先通过"下水道"的第一关——肾脏。它就像海关的"关卡"，从事严密的检查工作，看哪些东西可以"出境"，哪些又禁止"出境"。

小悟搭乘血液"列车"来到肾脏边上。一询问，肾脏在人体"王国"腰部左右各有一个，大小像拳头，形状像蚕豆，每个重 150 克，中央有一扇"大门"，血液"列车"就从这里进进出出。

小悟随便找了一个肾脏，跟着平稳奔驰的"列车"来到里面，很快驶进一个"小车站"——肾小球"小站"。这个"小站"里的"铁道网"盘旋成小球形状，实际上都是很细的血管。尽管"列车"通过这个"小站"时并没有停车，但速度却异常缓慢。小悟朝车外望去，"小站"上可热闹啦！血液"列车"上的一些货物，像

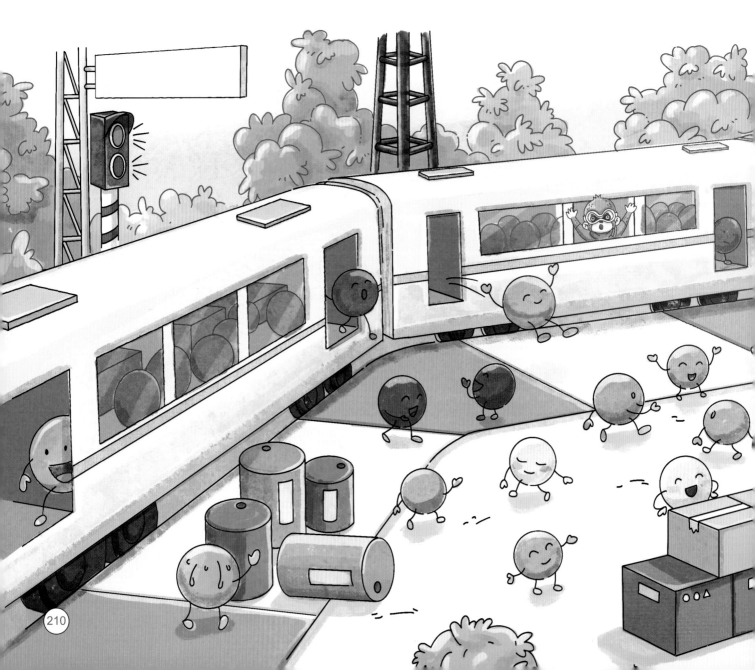

尿素、肌酐、肌酸等都在从"列车"上卸下来，通过肾小球"小站"的"铁道网"，也就是肾小球"小站"里的细小血管的管壁，装运到"小站"外的一条写着肾小管路名的"狭路"上。这时他才想起漫游血液"列车"时，曾遇见的那个傲慢的红细胞说起过肾脏能排泄代谢废物之事。

小悟心想：既然需要离开人体"王国"的代谢废物要从这里下车，那我要"出境"，势必也要在这儿下车！

于是，他也跑到肾小球"小站"的细小血管边上，混在代谢废物货堆里往外走去。

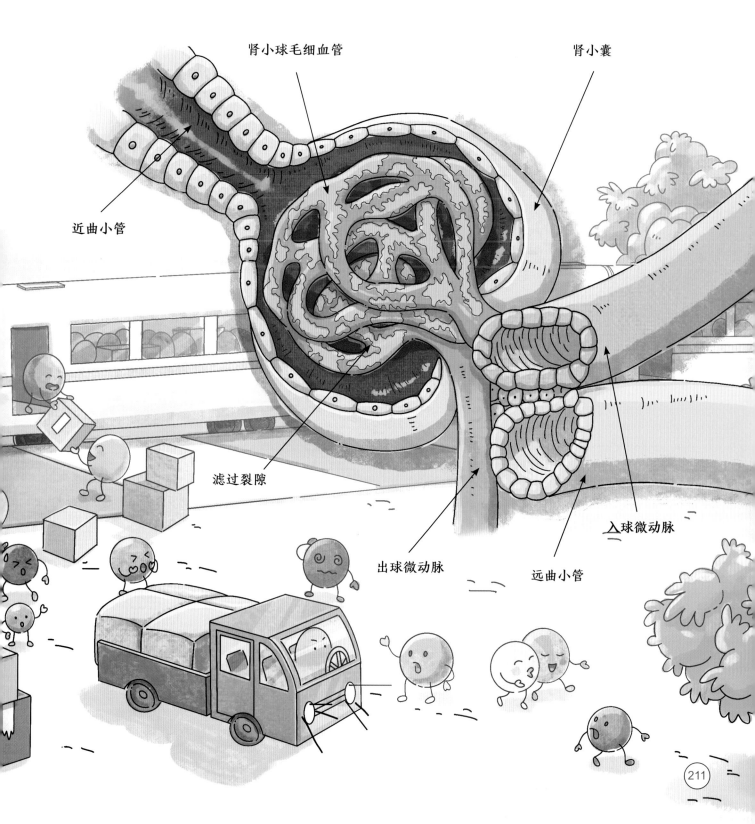

肾小球毛细血管

肾小囊

近曲小管

滤过裂隙

肾小囊

入球微动脉

出球微动脉

远曲小管

"怎么,红细胞也想出去?快回'列车'上去,别想'偷越国境'。"像"关卡"检查员那样铁面无情的细小血管的管壁细胞一把将小悟揪住。

小悟被它猝不及防的阻挡弄得丈二和尚摸不着头脑,不知发生了什么事。

"快回去!你不能'出境'。"管壁细胞再次训斥道。

小悟从瞠目结舌中清醒过来,环视四周,能通过这层管壁的也确实只有一些代谢废物,没有像他化身成的那类红细胞。说也凑巧,他正想千方百计蒙混过关时,只见一些水、钠、钾、葡萄糖等分子也蜂拥而出。它们是"王国"需要的东西,可不是废物呀!于是小悟就理直气壮地跟管壁细胞争辩:

"为什么我不能出去?你看,水、钠、钾、葡萄糖分子不是也出去了吗?让我去玩玩嘛!"

管壁细胞看看已经溜跑的水、钠、钾和葡萄糖等分子,摇摇头继续说:

"真没办法,我守不住它们。不过,我的肾小管兄弟会把它们给抓回来的。你这个狡猾的红细胞就是个能出去!"

"不去就不去!没有什么了不起的。"小悟表面上装得快快不乐,回头就走,心里却暗中盘算:我孙小悟有瞬息万变的本领,还怕插翅难飞吗?一刹那,他就变成一个尿素分子,重新跑到管壁旁。

这下,管壁细胞再也认不出来了,反而笑脸迎送:"您走好,慢走!慢走!"

肾脏

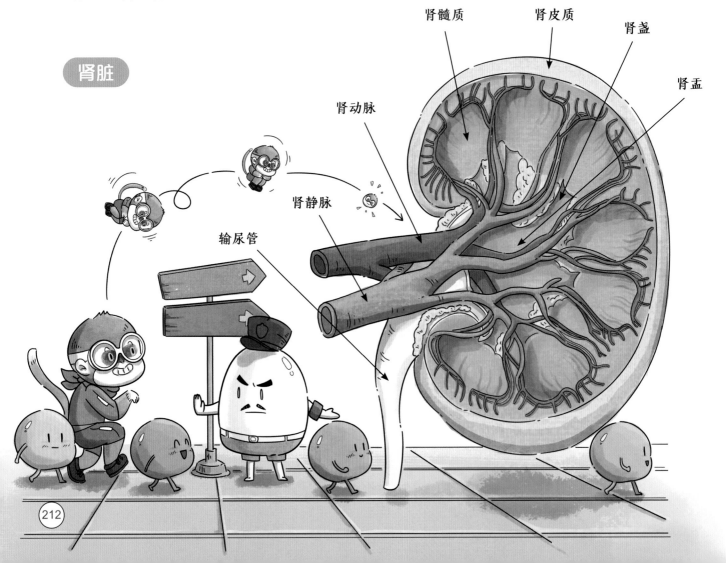

肾髓质　　肾皮质　　肾盏

肾盂

肾动脉

肾静脉

输尿管

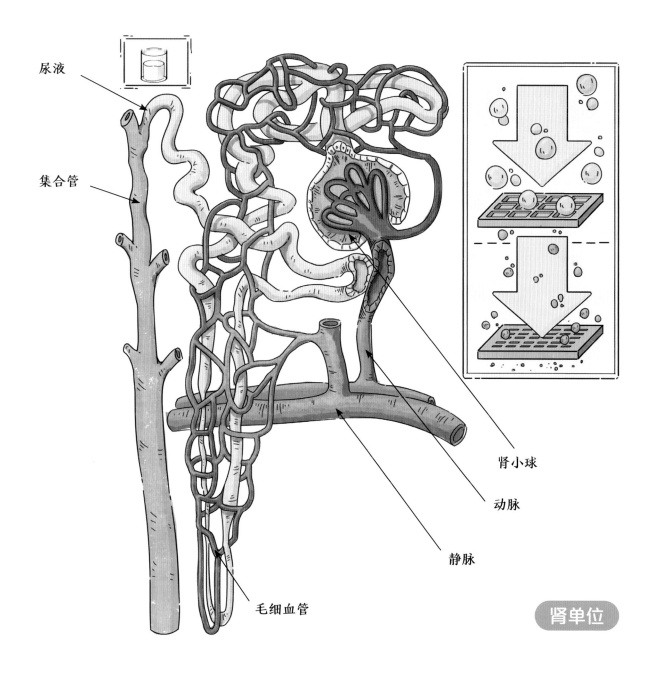

尿液

集合管

肾小球

动脉

静脉

毛细血管

肾单位

　　小悟理也不理，大步跨上肾小管"狭路"。

　　这段"狭路"还真长呢！分为好几段。最靠近肾小球"小站"的那段叫近曲小管，后面还有远曲小管、集合管等。在通过这条"狭路"时，半路上"狭路"壁上的细胞警惕地抓住一个个水、钠、钾、葡萄糖等分子，一面抓，一面还在喊："你们这些调皮鬼，想溜掉吗？快老老实实地回到血液'列车'上去。"

　　刚才溜掉的水、钠、钾、葡萄糖等分子只好乖乖地回到血液里。

　　小悟通行无阻地盘旋完这段"狭路"，进入一个比较宽阔的"肾盏广场"。而"肾盏广场"又与更大的"肾盂广场"连在一起，"广场"上写着一条布告：

　　肾盂和肾盏"广场"是堆放尿液的专用场所，其他"货物"不得占用！

　　这时，小悟才恍然大悟：**肾小球"小站"与弯弯曲曲的肾小管"狭路"，其实是一个制造尿液的小型"工厂"，它的名称叫肾单位。**两个肾脏里，这类肾单位比比皆是，一共有 400

万个。它们齐心协力一起工作，每天能生产1000～1500毫升尿液。回想起来，尿液的生产还分两个步骤：肾小球"小站"仅仅是从血液"列车"上通过滤过的办法，把代谢废物滤入肾小管"狭路"上，在这个过程中难免会滤走诸如水、钠、钾、葡萄糖等有用物质。肾小管"狭路"却能从来自肾小球"小站"的一大宗"货物"中有选择地把一些"王国"需要的物质吸收回去。所以在肾小球"小站"处初步形成的尿液，每分钟达125毫升。而经过肾小管"狭路"的加工处理，最终形成的尿液，每分钟仅1毫升，相差非常显著。

小悟盘桓好久的那个肾小球"小站"与那段肾小管"狭路"，不过是400万个肾单位之一，但已经够累了！

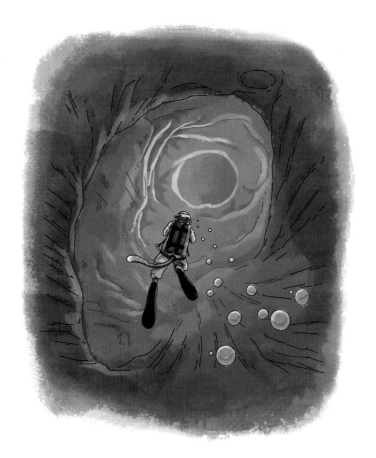

通过输尿管"隧道"

接下来，小悟离开肾盏、肾盂"广场"，随着点点滴滴的尿液进入输尿管"隧道"。它全长27～30厘米，左右各一根，上面连着该侧的肾脏，下面都通向膀胱"水库"。

输尿管"隧道"每分钟能自动收缩3～4次，这是输尿管"隧道"壁里的平滑肌在工作，每次收缩达7秒钟左右。正是由于这样的"收缩"，尿液才能向下送走。倘使输尿管"隧道"发生阻塞，比如被一颗泌尿系统的结石挡住，那么这一侧肾盏、肾盂"广场"上的尿液就无法运走，最终就会给这侧的肾脏带来危害。

进入膀胱"水库"

膀胱是人体"王国"的"大水库"，能放下千余毫升的尿液。由于来到"下水道"后，一路上走的都是羊肠小道，一进入"水库"，眼前突然无限开阔，小悟不禁心旷神怡。尽管膀胱里全是尿液，他照样欢乐地畅游一番。

他周围同来的许多代谢废物也和他一样，都等待着"出境"，闲着没事，也都舒臂伸肢、谈笑风生地畅游起来。整个"水库"里熙熙攘攘，十分热闹。

从两边的输尿管"隧道"里，不断有尿液流下，"水库"也愈涨愈满。

"怎么还不让'出境'？！"一群尿素分子在大声嚷嚷。

小悟泡在"水库"里逐渐增多的尿液中，感到很难受，真想早点儿离开，就游到膀胱"水库"的出口部位。可是"水库"出口的那扇肌肉结构的"闸门"却紧紧关闭着。

"唉！还没到'出境'的时候。"几个肌酐分子在长吁短叹。

"什么时候才能'出境'呀？"小悟走近一群尿素分子，焦急地询问。

"别急！总会让我们'出境'的！"

小悟心想：等就等吧！再乔装一会儿尿素分子，一'出境'就可以恢复原状，还我庐山真面目了！

膀胱

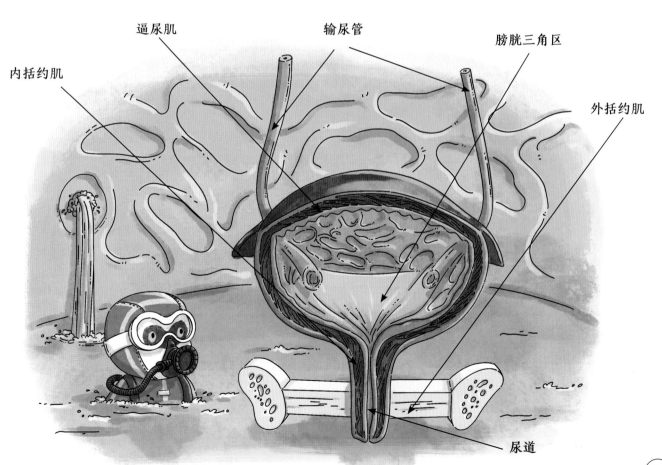

内括约肌　逼尿肌　输尿管　膀胱三角区　外括约肌　尿道

215

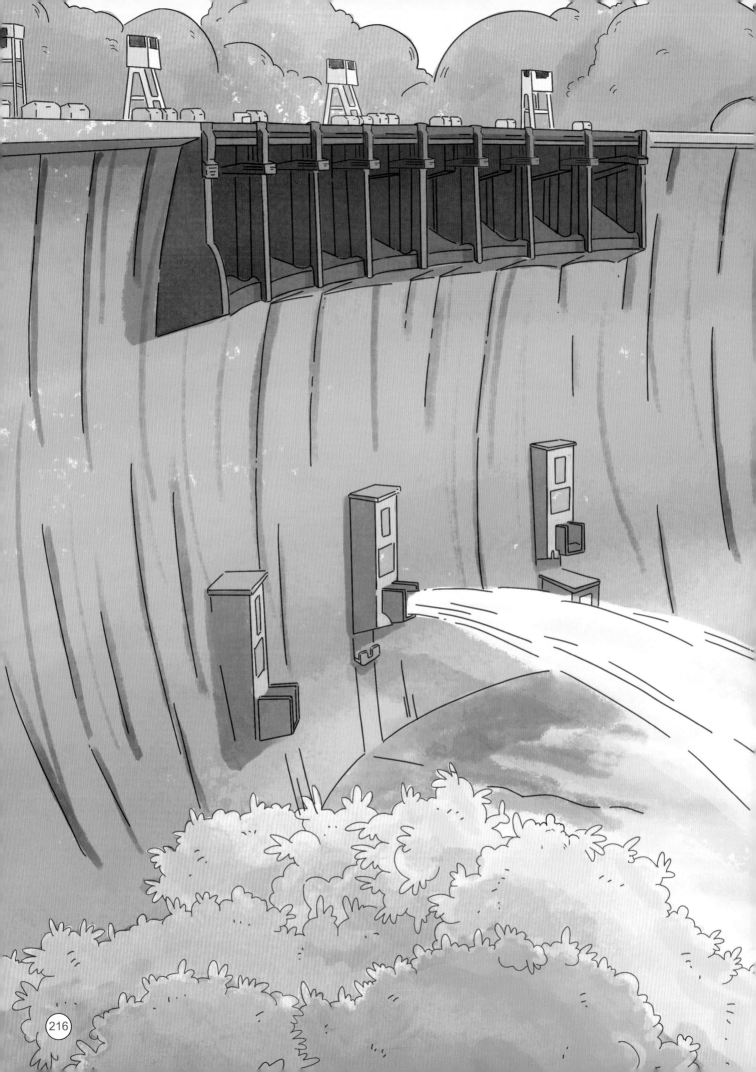

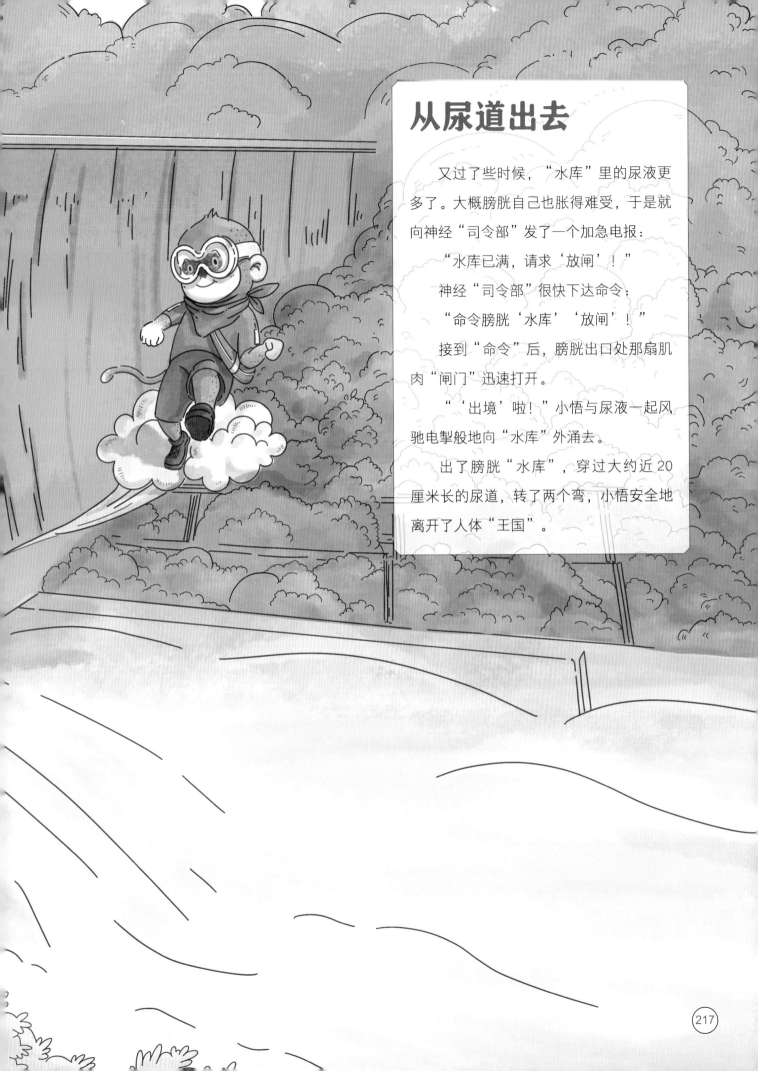

从尿道出去

又过了些时候，"水库"里的尿液更多了。大概膀胱自己也胀得难受，于是就向神经"司令部"发了一个加急电报：

"水库已满，请求'放闸'！"

神经"司令部"很快下达命令：

"命令膀胱'水库''放闸'！"

接到"命令"后，膀胱出口处那扇肌肉"闸门"迅速打开。

"'出境'啦！"小悟与尿液一起风驰电掣般地向"水库"外涌去。

出了膀胱"水库"，穿过大约近20厘米长的尿道，转了两个弯，小悟安全地离开了人体"王国"。

第十四章

人体"王国"，我赞美你！

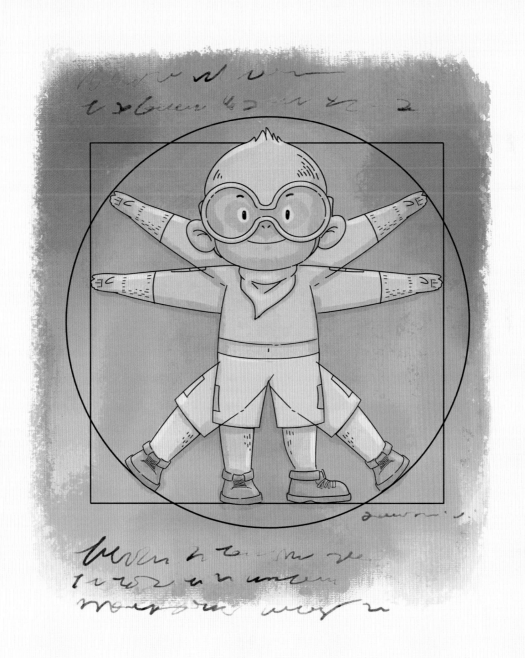

别忘了细胞呀！

从人体"王国"回来，经过沐浴与一番收拾后，小悟便兴高采烈地连夜赶到出版社。季编辑早已闻讯，站在门口等候他了。

"孙小悟，你辛苦了！"

"没什么，我尽自己所能完成了任务。"小悟客套一番后，请求道，"请您帮我一起整理整理人体'王国'的漫游笔记，好吗？"

"当然可以！不过我看眼下你还是先休息一会儿吧！"季编辑亲切地说。

但小悟却执意要求，季编辑也无可奈何。回到编辑室，桌上的读者来信还堆放着，小悟暗自思忖，这下可以答复绝大部分读者了，心里很高兴。

季编辑在办公桌前坐下，开始翻阅小悟的沿途漫游笔记。翻着，翻着，她忽然惋惜地叫起来："啊呀！孙小悟，你怎么忘了研究一下人体'王国'最基本的单位——细胞的情况呢？漫游计划上写了这一条呀！"

季编辑对工作真是认真负责，一丝不苟，马上就发现小悟缺少关于细胞知识的这部分漫游材料。

其实小悟胸有成竹，怎么会忘记呢？

细胞是人体"王国"所有"建筑设施"的基本单位，就像一砖一瓦那样重要。因为在沿途漫游过程中无法安插这部分内容的介绍，所以小悟把它搁在一边了。

"季编辑，我并没有忘记对细胞的研究，材料在这儿呢！"小悟说着，从书包里拿出一个 U 盘挥了挥。他把 U 盘插在计算机上，打开相关的文件，开始念道："人体'王国'各类组织的基本单位名叫细胞，根据各种'建筑设施'的任务不同，各类细胞也各有不同。尽管如此，它们的基本结构还是相仿的。"

这时，季编辑打断了他的话："你的这份材料是从哪里来的？"

"是从人体'王国'神经'司令部'专藏知识的那部分'司令部'里拷贝来的。"小悟毫不隐瞒地回答。

"很好，你可真有两下子！请你继续念下去！"季编辑笑了笑。

"细胞通常都很小，平均直径 10～30 微米，里面的结构却很复杂，包括以下几部分：

1. 细胞膜：这是细胞的'外衣'，也可以说是细胞的'围墙'。它很薄，细胞需要的氧气与养料，排出的二氧化碳与废物，都要通过它。

2．细胞质：这是细胞的'身体'。里面有蛋白质、脂肪、糖类物质、无机盐、水等。还有几个重要的'零件'，如线粒体、内质网等。这些'零件'是细胞新陈代谢的重要'设备'。

3. 细胞核：这是细胞的核心。它就像水果的核一样，生在细胞的中央，而且还有核仁。细胞核里也有一些'零件'。核仁中的核糖核酸，简称 RNA，是细胞蛋白质代谢的重要物质。细胞核里还有一种脱氧的核糖核酸，简称 DNA，它组成专管遗传工作的染色体。"

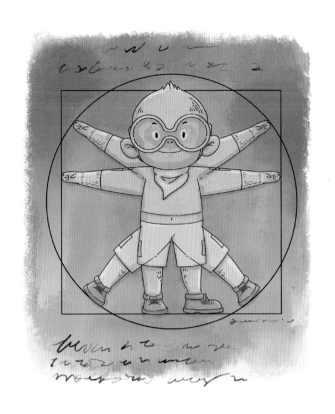

"请暂停一下！"季编辑突然打断了孙小悟，"听说染色体是细胞里管遗传的重要'设备'，你有这方面的材料吗？"

"有啊！"小悟将资料往下翻了一下，继续念道，"**染色体是细胞里的遗传物质。每个染色体中都藏有许多名叫基因的遗传密码，今后细胞繁殖后代，就根据这些密码规定的'方式'与'程序'进行仿制，丝毫不会出差错。**"

"**每只细胞有 23 对，共 46 个染色体，其中 44 个是常染色体，管理除性别以外的全部遗传密码。还有 2 个是性染色体，它管理的遗传密码当然就是性别了。**"

"哦！对了！关于性染色体与男性'王国'与女性'王国'的关系，前面也有资料记录"。说着，小悟把参观睾丸"工厂"时见到的 X 与 Y 两类精子的情况，向季编辑叙述了一遍。

"很好，关于细胞的情况，材料上是这样介绍的，你实际看到的也是这样的吗？"季编辑有些将信将疑地问。

"完全正确，但各类细胞之间还是有些差异的，有的大些，有的小些，有圆的，也有长的，甚至有的像鱼鳞片状。一些细胞长有纤毛，另一些却有尾巴……**最特殊的要算红细胞，它为了携带更多的氧气或二氧化碳，安装更多的血红蛋白'武器'，就去掉细胞核，腾出了好大一块地方。**"小悟再次强调了红细胞的特征。

"这么说，还真是五花八门、各有千秋呀！"

小悟微笑着点点头，把这份关于细胞的材料并入了那份沿途漫游的笔记中。

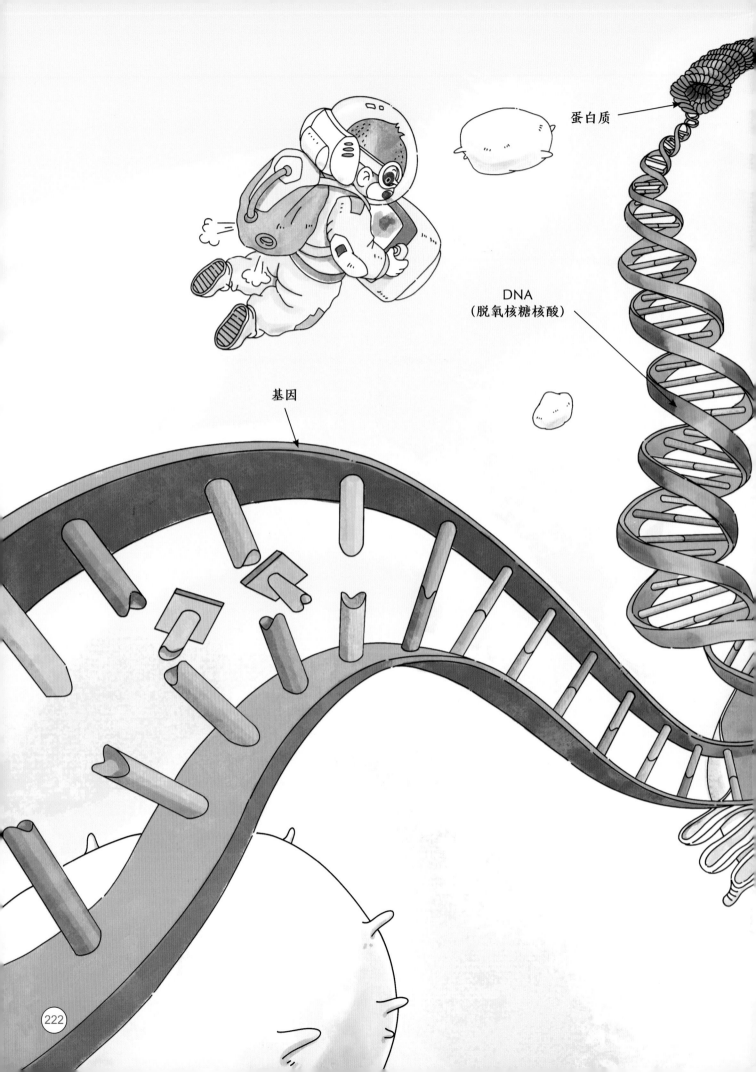

蛋白质

DNA
（脱氧核糖核酸）

基因

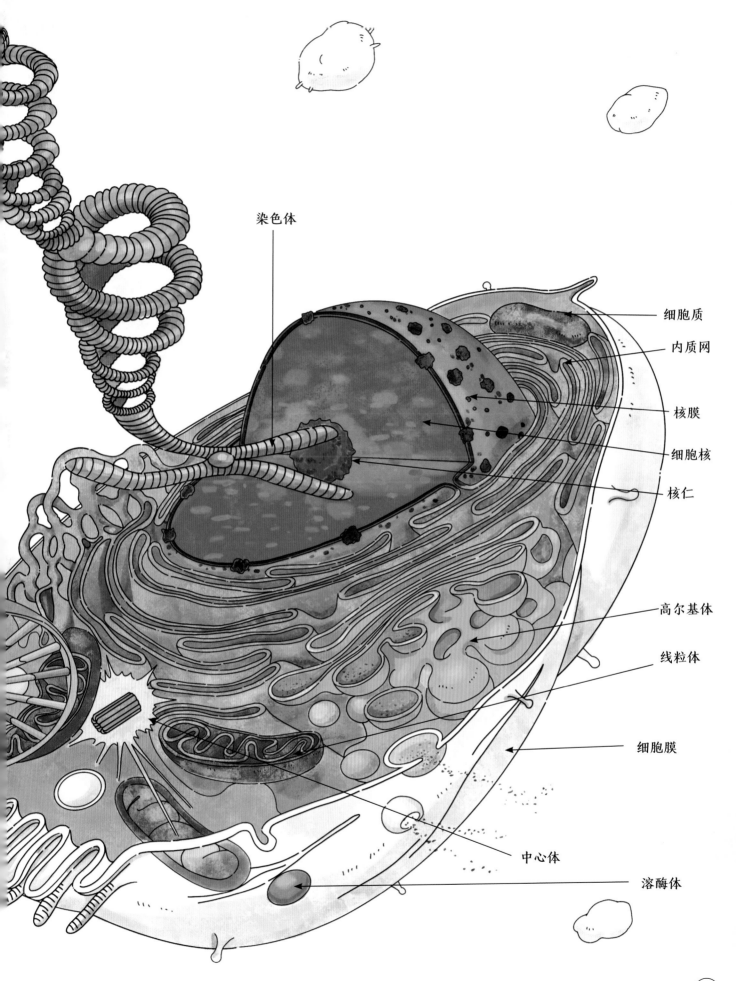

染色体

细胞质
内质网
核膜
细胞核
核仁

高尔基体

线粒体

细胞膜

中心体

溶酶体

唯一的感想是赞美

整理好漫游材料，季编辑和蔼地对孙小悟说：

"现在请你谈谈这次漫游人体'王国'的感想吧！"

有什么感想呢？小悟唯一的感想就是赞美。

季编辑的提问将他引入遐想，他情不自禁地喃喃自语起来：

"可爱的人体'王国'，您是多么神秘。

在您那辽阔的'疆土'上，

有着多少雄伟的'建筑'和'设施'。

您更有无限的智慧与技艺，

您将主宰着整个大自然，

您还将去征服浩瀚无垠的宇宙空间。

我崇敬您！我赞美您！"

"哟！朗诵起诗来啦！"季编辑爽朗的笑声打断了小悟的吟诵。

小悟憨憨一笑，不好意思地说：

"您别见笑，我确实为人体'王国'陶醉了！您可知道它有多么巨大的魅力呀！"

季编辑显然也被小悟的情绪感染了，激动地说：

"是的！让我们共同祝愿人体'王国'健康、长寿！"

万籁俱寂，从出版社出来已是深夜了，可孙小悟丝毫没有睡意。

他迎着拂面的习习凉风，准备迎接明天新的战斗任务。

可爱的人体"王国"，我赞美您！

图书在版编目（CIP）数据

孙小悟漫游人体王国 / 姚德鸿著 ; 隋军, 王婷绘. -- 北京 : 电子工业出版社, 2023.4
ISBN 978-7-121-45250-5

Ⅰ.①孙… Ⅱ.①姚… ②隋… ③王… Ⅲ.①人体 – 少儿读物 Ⅳ.①R32-49

中国国家版本馆CIP数据核字（2023）第046079号

特别鸣谢本书组稿策划人郑利强先生

责任编辑：赵　妍　季　萌
印　　刷：北京利丰雅高长城印刷有限公司
装　　订：北京利丰雅高长城印刷有限公司
出版发行：电子工业出版社
　　　　　北京市海淀区万寿路173信箱　邮编：100036
开　　本：889×1194　1/16　印张：14.5　字数：299.65千字
版　　次：2023年4月第1版
印　　次：2023年4月第1次印刷
定　　价：188.00元

凡所购买电子工业出版社图书有缺损问题，请向购买书店调换。若书店售缺，请与本社发行
部联系，联系及邮购电话：（010）88254888，88258888。
质量投诉请发邮件至zlts@phei.com.cn，盗版侵权举报请发邮件至dbqq@phei.com.cn。
本书咨询联系方式：（010）88254161转1860，jimeng@phei.com.cn。